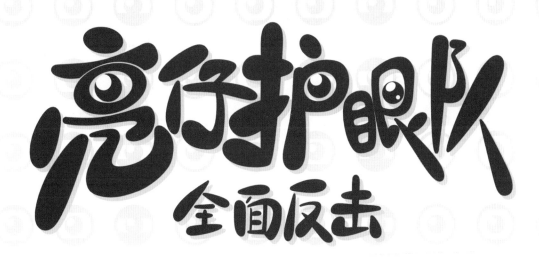

名誉主编　孙兴怀
主编　戴肇星　梅　颖
绘画　沈家兴　黄　鑫

U0188516

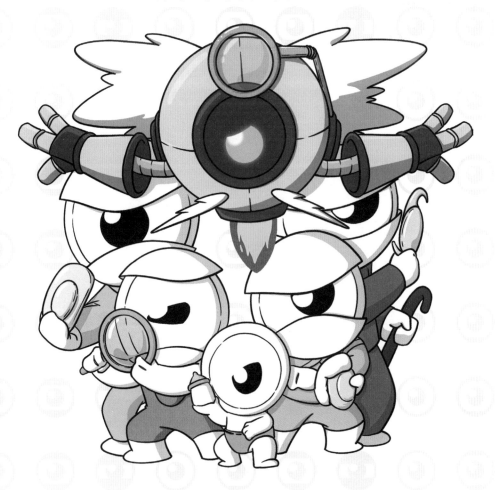

上海科学技术出版社

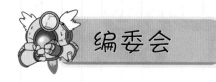

编委会

名誉主编　孙兴怀

国家卫生健康委近视眼及相关眼病重点实验室主任

主　　编　戴肇星

上海昊海生物科技股份有限公司高级工程师，眼科学博士

梅　颖

上海新虹桥国际医学园区眼科中心院长，副主任医师

副主编　陆　强

统筹策划　陈奕奕

编　　委　孙园园　　吴佳嫣　　王佳辉　　许云帆　　琚瑞玉

编　　者　李　霞　　刘俐雅　　钱锦华　　孙卫江　　王　倩
（按姓氏拼音排序）
　　　　　徐　谞　　徐夕越　　叶劲丽　　尉蛟龙　　张　晴

　　　　　张丹丹

绘　　画　沈家兴　　黄　鑫

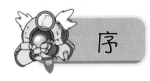 # 序

　　眼睛，不仅是心灵的窗户，更是身体健康的窗口。人的一生中超过 80%的信息都是通过视觉获取的，因此眼睛也是人类认识世界、了解世界的窗口。随着现代科技的不断发展，全社会的工作和生活方式也发生了变化，电子屏等智能设备日益普及，已经融入了我们的方方面面，尤其对于学生们来说，原本学习任务就不轻松，如今更是面临用眼过度的困境。

　　目前我国未成年人的视力不良比例持续上升，而且呈现低龄化的趋势。政府对此高度重视，已经号召全社会打响了近视防控的全民"战争"，社会、学校和家庭一起参与到近视防控的第一"战场"。然而，很多家长对于青少年儿童的视力健康知识虽然有所知晓，却不懂得怎样在日常生活中帮助孩子养成良好的用眼习惯，而孩子们自己，尤其是学龄前儿童，也存在不了解基本的爱眼护眼科学常识的现象。《亮仔护眼队：全面反击》是一本生动有趣、具有故事情节的科普漫画绘本，非常适合亲子及师生一起阅读。

　　这本漫画以亮仔家族为中心，讲述了全家与"毒眼"的激烈战斗。"毒眼"以侵害人们娇嫩、精细的眼睛为乐。亮仔家族不畏挑战，在科学家小依妈妈的带领下，借助机器人海博士的智慧，一起用科学的力量一次次战胜"毒眼"，保护眼睛的健康。整个漫画绘本在亮仔家族的战斗故事中融入科普知识，使儿童在趣味阅读中获得爱眼护眼及眼病相关的科普知识，养成良好的用眼习惯，科学护眼，同时对常见眼病可以做到早发现、早治疗！

　　感谢昊海眼科为广大家长和孩子提供这个"走进眼睛、了解眼睛"的机会。相信《亮仔护眼队：全面反击》这样的科普漫画绘本，能够助力近视防控和科学矫治，帮助家长和孩子知晓常见眼病的科普知识。通过阅读本书，可学会和自己的眼睛做朋友，自觉爱护自己的眼睛。祝愿他们一辈子都拥有一双健康明亮的眼睛。

2024 年春于上海

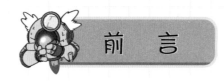

前 言

　　《亮仔护眼队：全面反击》是一本引人入胜且富有教育意义的科普漫画绘本。本书巧妙地以亮仔家族成员为主角，将其战斗法则生动地体现在一则则有趣的故事中，通过一系列扣人心弦的故事情节，将保护眼睛健康的重要性以寓教于乐的方式展现给读者。

　　这本书的特别之处在于，它超越了简单的知识传授，通过情节紧凑、叙述生动的故事，激发孩子们主动保护眼睛的意识。

　　眼睛是我们与世界互动的桥梁，是我们捕捉生活瞬间、领略自然美景的宝贵之窗。但是在当今社会，电子产品如影随形，学习压力日渐沉重，儿童的视力健康问题已成为社会和广大家长深切关注的焦点。

　　正是在这样的时代背景下，《亮仔护眼队：全面反击》应运而生。它不仅是一本科普漫画书，更是一本科学护眼的实用手册，其与出品方昊海眼科集团的理念高度契合，共同致力于守护儿童的眼睛健康。

　　所以，我满怀热情地推荐《亮仔护眼队：全面反击》给每一位可爱的小朋友，也推荐给每一位心系孩子眼睛健康的家长。

　　"瞰未来、镜无限、视美景"不仅承载着我们眼视光从业者对孩子们的殷殷祝福，更体现了我们守护儿童视力健康的坚定信念与神圣使命。我和美视美景眼科的所有同仁，都将始终秉承"亮仔家族"的精神，勇敢无畏地站在守护孩子们眼睛健康的第一线，用我们的专业能力和高质量服务，为他们的明亮双眼、美好未来提供全方位的保障。

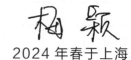

梅 颖

2024 年春于上海

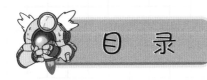

目 录

人物介绍

吴萌

年龄：2 岁

性格：萌趣可爱，古灵精怪

亮仔家族里最小的妹妹，拥有清澈明亮的大眼睛，深受全家人的宠爱。对世界充满好奇，梦想是成为一名能歌善舞的大明星。

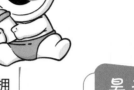

吴奇

年龄：5 岁

性格：爱玩，爱闹，爱冒险

作为家里的二哥，他很怕不受重视，总想获得关注，经常把家里搞得天翻地覆。最爱拿着望远镜去游乐场玩耍，梦想是成为一名探索世界的冒险家。

吴学

年龄：8 岁

性格：爽朗率真，求胜心强

她是三个孩子中最大的，爱学习、爱运动，有些争强好胜，自诩是家里最聪明的人。最在乎的朋友是"康康"和"小童"，梦想是成为一名在球场上尽情挥洒汗水的篮球运动员。

小依

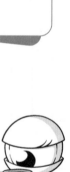

年龄：33 岁

性格：温柔从容，坚毅果敢

她是吴学、吴奇、吴萌的妈妈，也是一名睿智的科学家，"海博士"的发明人。虽然常常因醉心于科研而无法陪伴孩子们，却依旧是他们最爱的人。梦想是守卫视界之城的和平。

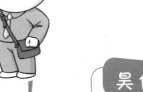

吴强

年龄：35 岁

性格：沉着稳重，坚韧操劳

　　他是家里的爸爸，辛苦的上班族，常常因工作繁忙被孩子们抱怨，但还是会抽出时间陪伴他们。小时候的梦想是成为一名航天员，现在的梦想是能让孩子们过得更好。

吴仁

年龄：65 岁

性格：爱搞怪，爱打抱不平

　　他是家里的爷爷，精神矍铄的老顽童。与从小认识的好兄弟阿宇、阿宙组成"好人宇宙联盟"，猫猫也是他的好伙伴。曾经的梦想是成为功夫巨星，现在依然是。

海博士

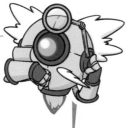

身份：知识解读专家

武器：百宝箱

　　他是妈妈小依精心研制的智能机器人，拥有极其丰富的护眼知识，是亮仔家族的智囊。小依失踪后，海博士默默承担起守护视界之城的责任。

毒眼

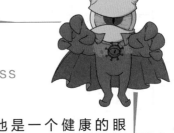

身份：大 boss

武器：毒气

　　曾经，他是一个健康的眼球，却不慎被病毒感染了。由于一直未得到有效治疗，慢慢变得邪恶。现在的他希望通过释放毒气去侵害每一个人，来实现统治视界之城的梦想。

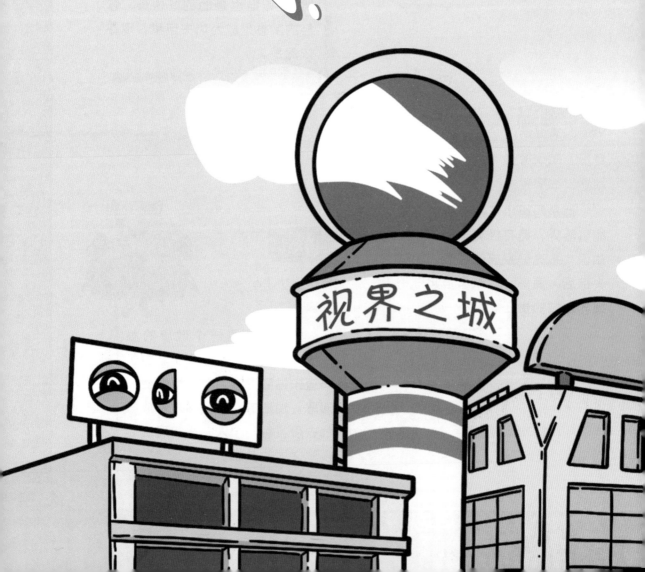

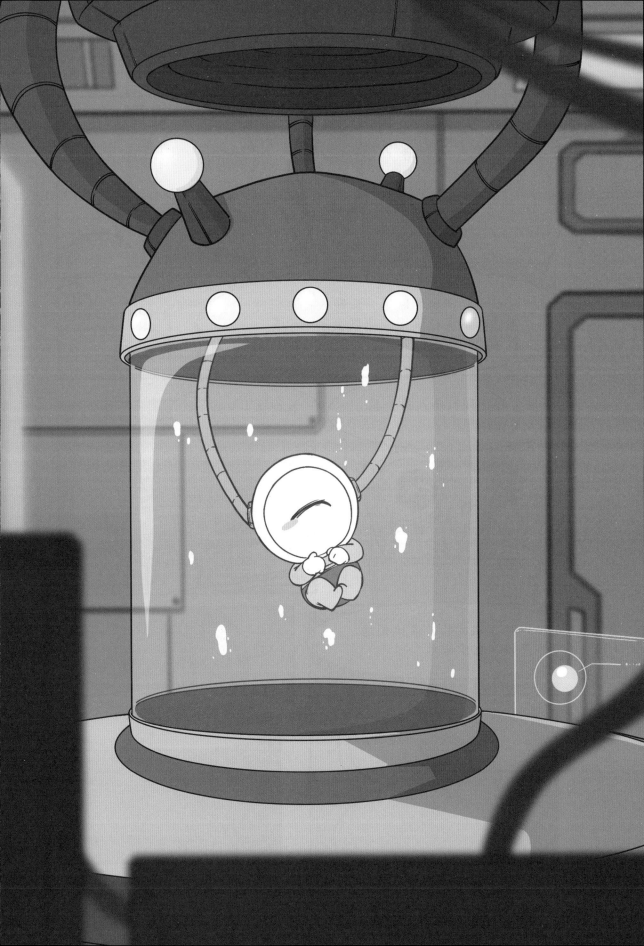

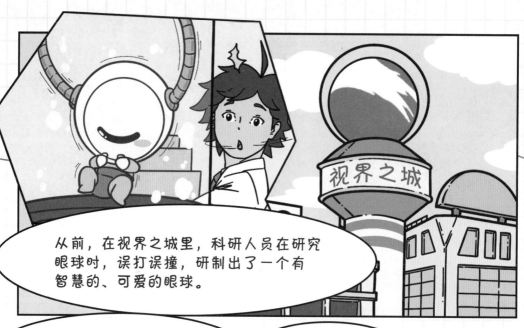

从前，在视界之城里，科研人员在研究眼球时，误打误撞，研制出了一个有智慧的、可爱的眼球。

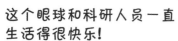

这个眼球和科研人员一直生活得很快乐！

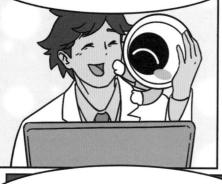

直到某一天……

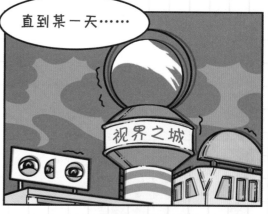

一种不知名的病毒悄悄地感染了这个眼球。

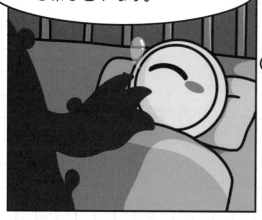

睁开

渐渐地，这个眼球变得暴躁、易怒。

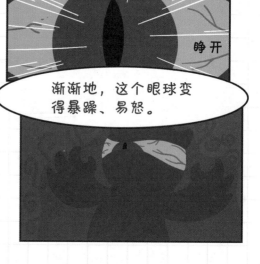

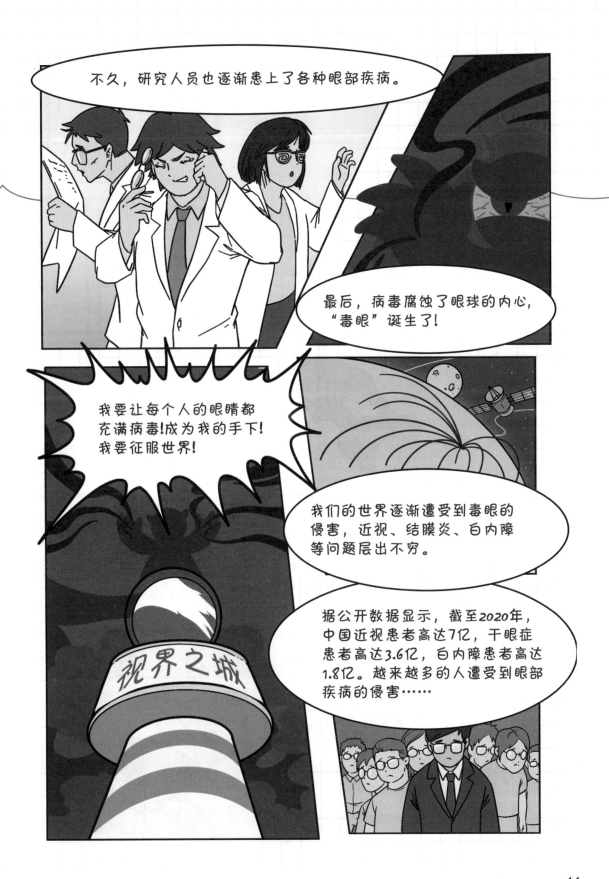

11

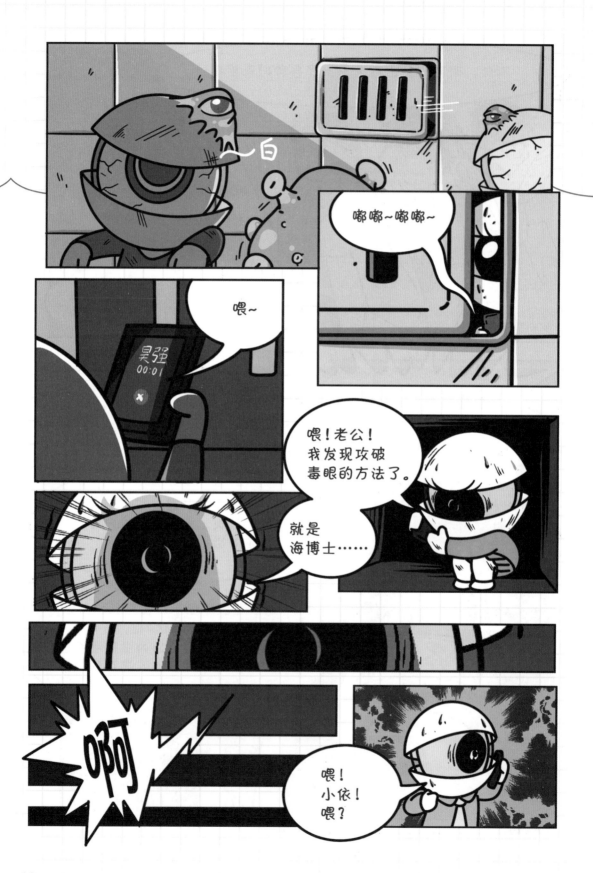

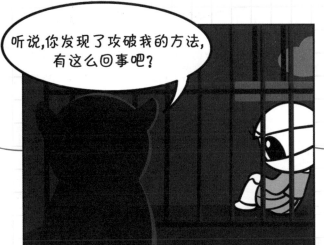
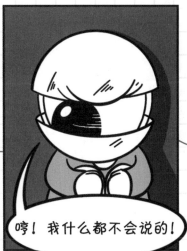
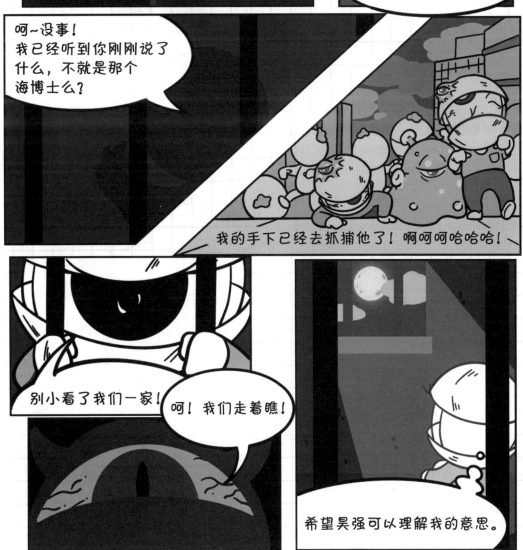

13

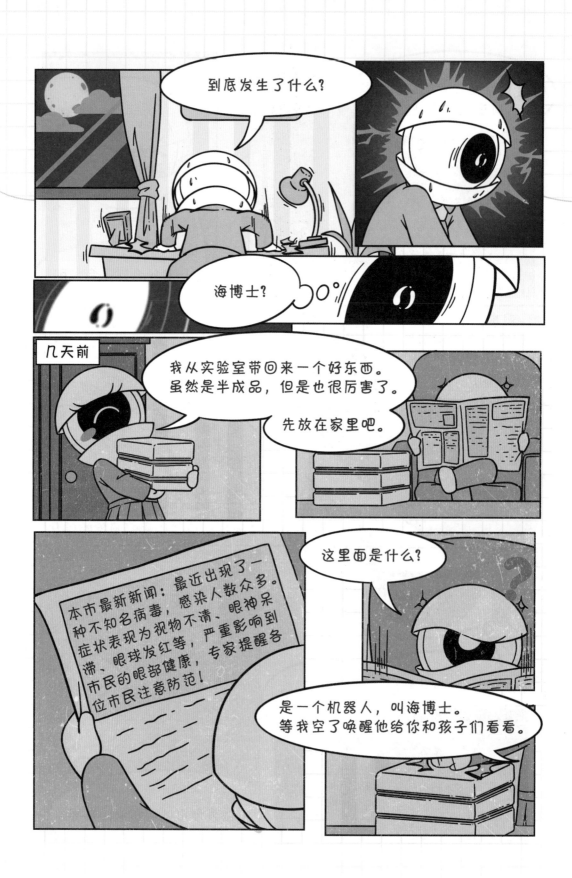

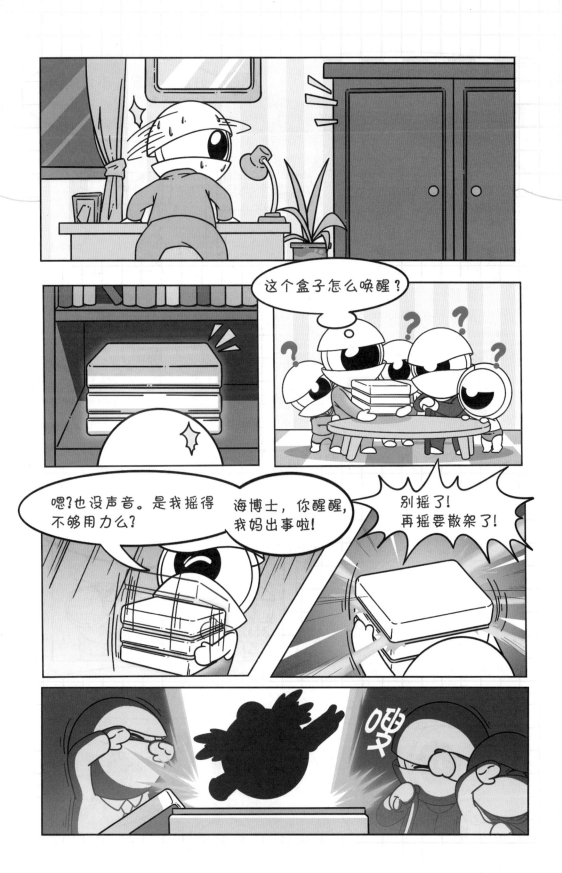

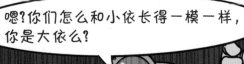

嗯?你们怎么和小依长得一模一样,你是大依么?

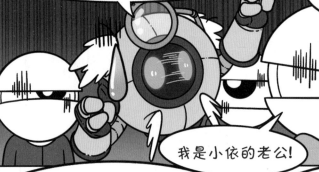

好像出事了,小依刚刚打电话和我说,攻破毒眼的方法是你。

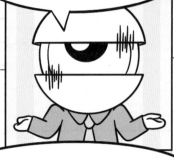

我是小依的老公!

……糟糕!出大事了!实验室之前的眼球试验品被病毒攻击了。

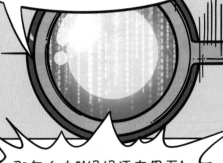

感染病毒的眼球变成了一个怪兽!视界之城现在已经一团乱了!

那怎么办?!妈妈还在里面!

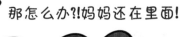

我模糊记得,他们在制造我时将几件秘密武器交给了我,但是现在我的记忆芯片出现了问题,忘记武器的解锁密码了。

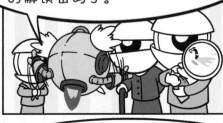

那有没有留给你什么暗示?

我的记忆里面查不到更多信息了。

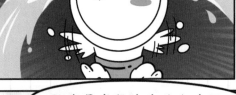

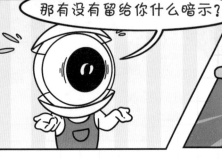

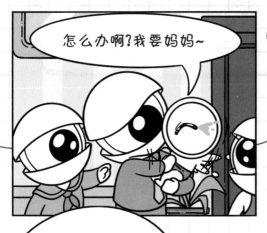

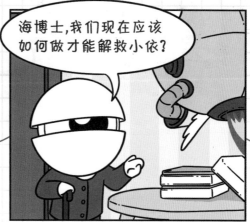

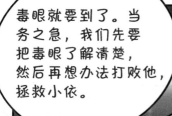

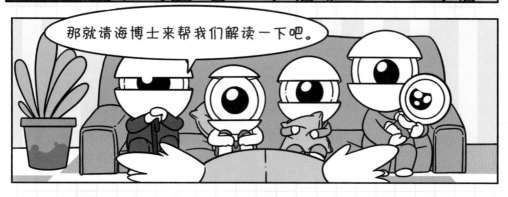

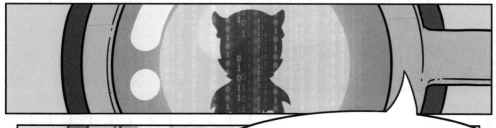

眼睛是人们传情达意的媒介，更是世界映进我们心灵的重要通道。通过眼睛，我们可以看见世间万物——我们看见万物的颜色、轮廓和细节，看见远近，看见这个立体和多面的世界。

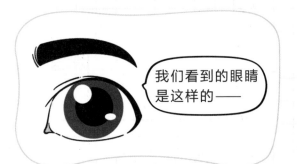

我们看到的眼睛是这样的——

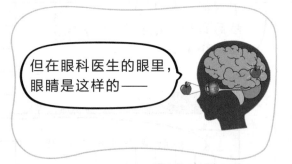

但在眼科医生的眼里，眼睛是这样的——

眼睛远比我们看到的模样复杂，它由两个眼球及周围的附属器、视路和视中枢组成。眼与脑通过神经细胞相连，为我们的大脑源源不断地输送着外界的精彩画面。

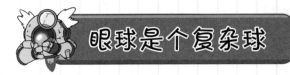

眼球是个复杂球

眼球由眼球壁和眼内容物组成，让我们先一起来了解了解它吧！

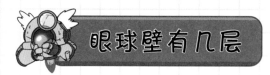

眼球壁有几层

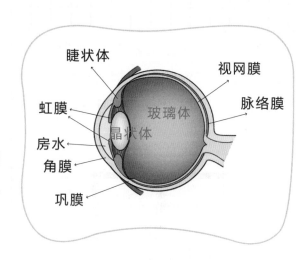

眼球壁有 3 层，分别是外层的角膜和巩膜，中层的虹膜、睫状体和脉络膜，以及内层的视网膜。

眼球壁的外层——角膜+巩膜

眼球壁外层的前 1/6 为透明的角膜，后 5/6 则为白色的巩膜。就像冰山一样：我们能看到的冰山一角，是眼球壁的外层，也就是角膜；看不见的冰山下的大部分，相当于巩膜。角膜与巩膜，一起组成了我们的眼球壁。

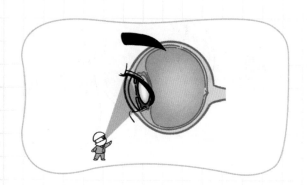

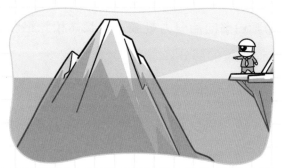

眼球壁的外层——角膜+巩膜

角膜是眼球最表层的透明外壳。皮肤上的损伤修复结疤后可能只是略微影响美观，但角膜的损伤结疤则会使得这扇"窗户"上留下难以擦拭的污迹，影响我们看清外界。所以，一定要好好保护我们的角膜哦！

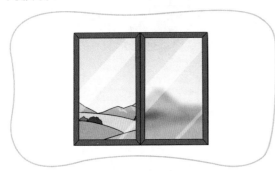

巩膜是白色的，就是我们常说的眼白。巩膜是我们眼球外屏障的主体，构成了眼球最外层的包裹。

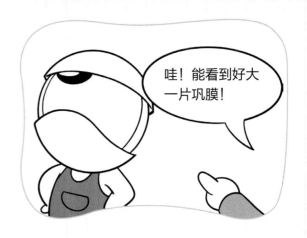

哇！能看到好大一片巩膜！

眼球壁的中层——虹膜+睫状体+脉络膜

眼球壁的中层富含色素，呈棕色，又类似球形，像葡萄，故又称为葡萄膜。葡萄膜由前向后分为虹膜、睫状体和脉络膜3个连续的部分。

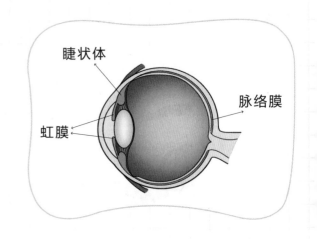

睫状体

脉络膜

虹膜

眼球壁的中层——虹膜+睫状体+脉络膜

虹膜就是我们中国人看到的黑眼球部分，不同人种有不同颜色的虹膜。它的中央有一个圆孔称为"瞳孔"，光通过瞳孔进入眼内。瞳孔的大小随着外界光照的强弱而改变，在明亮的光线下瞳孔变小，让我们看到的光不会太刺眼；在昏暗的光线下瞳孔变大，使得更多的光线进入眼睛，让我们在黑暗中也能逐渐看清周围的环境。

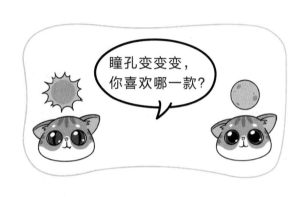

睫状体连接着前部的虹膜和后部的脉络膜，别看它小小的一圈，可有大用途哩！睫状体可分泌出一种叫作房水的液体，填充眼内的间隙，让我们眼睛不会变形，同时它还负责供给营养至其他眼内组织。睫状体中有一块叫作睫状肌的肌肉，通过拉伸运动调节晶状体的"胖瘦"，帮助我们看清远近不同距离的物体。

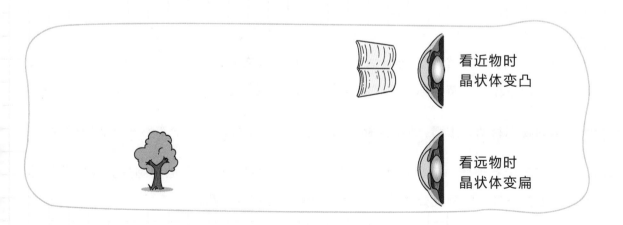

看近物时
晶状体变凸

看远物时
晶状体变扁

眼球壁的内层——视网膜

如果把眼球比作一台精密的照相机，那么这台相机的底片就是视网膜。视网膜是一层柔软而透明的膜，含有大量的神经组织。光通过瞳孔进入眼内，抵达视网膜，视网膜收到光信号，通过神秘的神经组织解读出这些信号，并经由神经细胞"咻咻咻"非常快速地将该信号传递给大脑，让我们最终能够看见各种各样的光。

当我们进行眼底检查的时候，从角膜、瞳孔一路看进去，看到的就是下面的视网膜图像。

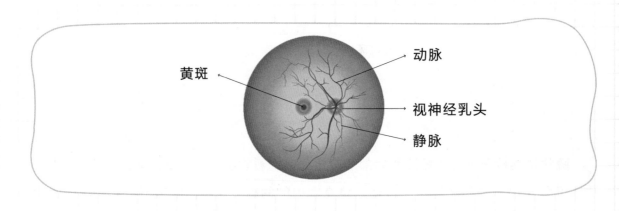

黄斑　　动脉　　视神经乳头　　静脉

眼底的视神经乳头是神经、血管进入眼球的地方，也就是传输光信号的隧道。隧道里没有负责感光的神经细胞，所以也是我们生理盲点的位置。大家可能会想，我感觉我两个眼睛能看见所有的地方呀，盲点究竟在哪里呢？想要亲眼"看看"盲点的话，可以自己动手做个试验——在一张白纸上相隔一定距离画两个点，闭上一只眼睛，用另一只眼睛盯着其中一个点，慢慢增大或缩小眼和纸之间的距离，在某一点上，你会发现另一个点不见了。恭喜你，你"看见"了自己的盲点！

因为我们有两只眼睛，互相弥补对方的视野盲点，所以平常根本感知不到它的存在。

黄斑区没有血管，但是这里被安排了满满的视锥细胞。视锥细胞是我们接收光信号最重要的一环。如果此处生病了，我们会逐渐看不清东西。

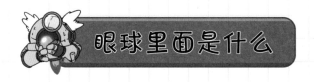

眼球里面是什么

远近调节小能手——晶状体

晶状体是眼睛这台"照相机"的镜头，它是个透明的双凸透镜，负责调焦。在睫状肌的拉伸运动下，看近看远都清晰。

眼内填充主力军——玻璃体

玻璃体是无色、透明的胶体，占眼球内容积的 4/5，在眼内主要起到支持、减震和营养的作用。

眼睛里面也有水——房水

房水由睫状体生成，主要成分是水，起到维持眼内压、营养眼球、清除组织代谢产物的作用。

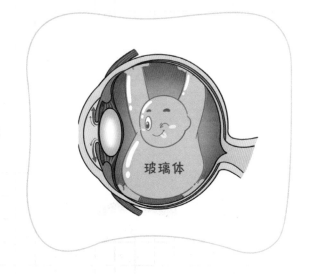

玻璃体

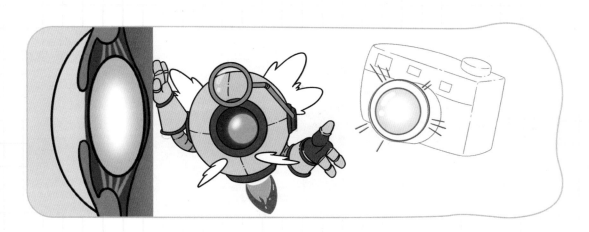

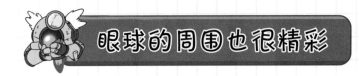

眼球的周围也很精彩

你以为眼睛只有眼球吗？不不不。

眼睑、结膜、泪器、眼外肌和眼眶，这些都是咱眼球的"簇拥者"!

可开合的窗帘——眼睑

眼睑俗称"眼皮"，分为上睑和下睑，是最靠近眼球的两扇"窗帘"，负责保护眼球免受外界异物、强光等损害。上下眼睑的边缘，即眼皮的尽头，我们称之为睑缘，这里可以分泌油脂，并随着眨眼涂布在眼球表面，组成一层膜，来维持眼表的润滑。

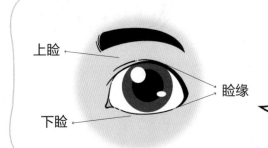

上睑

睑缘

下睑

上睑上界为眉，下睑下界与面颊部皮肤相连续，无明显分界。上、下眼睑的游离缘，即皮肤和结膜交界处，称睑缘。

透明的眼球保护罩——结膜

眼睑和眼球之间看起来是直接接触的，其实不然，二者之间还隔了层薄而透明的黏膜，称为结膜。结膜就像是包在水果外层的泡沫网套，柔软纤薄，却保护着我们的眼球。

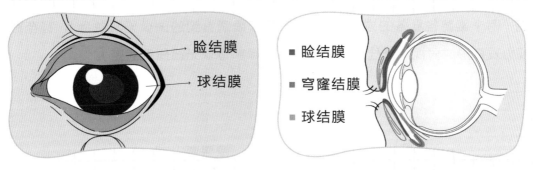

看看谁是"嘤嘤怪"——泪器

当你眼泪哗哗流的时候，是不是觉得眼睛里的水要流干了？其实眼泪是由专门负责生产泪液的泪腺分泌出来的。泪腺位于上眼皮下方，在白天不停分泌泪液，人睡觉时则停止分泌。因此在正常情况下，眼泪是"流不完的"。眼泪先在泪腺处产生，然后排入结膜囊内，而后经鼻侧的管道，在泪点排出。眼睛和鼻子是通的，所以当你哭的时候，眼泪也会进入鼻腔里，最后变成鼻涕或被你喝掉！

眼泪可不是单纯的水，它还含有很多其他物质。泪水除了可以湿润眼球外，还有清洁和杀菌的作用。

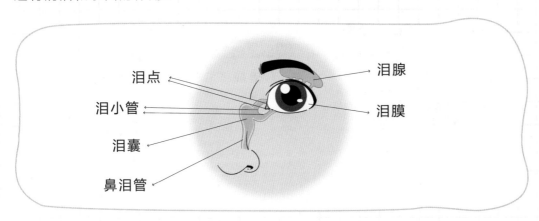

我的眼球最灵活——眼外肌

灵活的眼球运动要靠 6 条眼外肌的完美协作。这些肌肉配合默契，保证双眼视物时呈现完美融合的图像。当某一条或多条眼外肌"罢工"时，我们可能出现斜视（两个眼睛各看各的方向）、复视（两个眼睛看到的图像无法融合），甚至影响视力发育形成弱视（最佳矫正视力下降但眼部检查无器质性病变）。

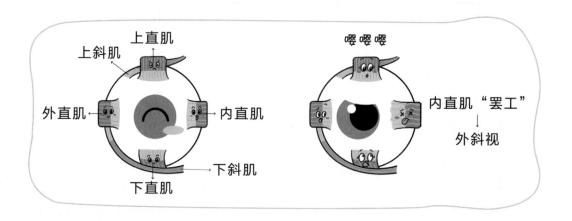

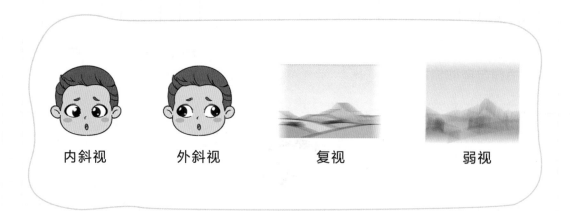

内斜视　　　　外斜视　　　　复视　　　　弱视

眼球的温馨小窝——眼眶

眼眶壁由 7 块骨骼构成，呈锥形，有上、下、内、外 4 个眶壁，骨间存在骨孔和裂以允许血管和神经通过。眼眶容纳着眼球及其附属器，为其提供了重要的保护作用。

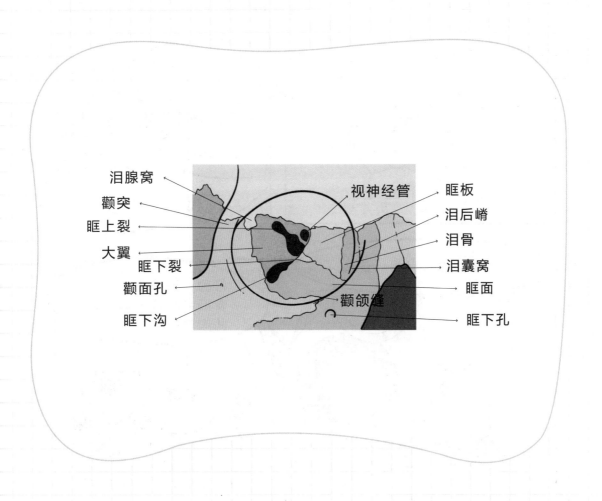

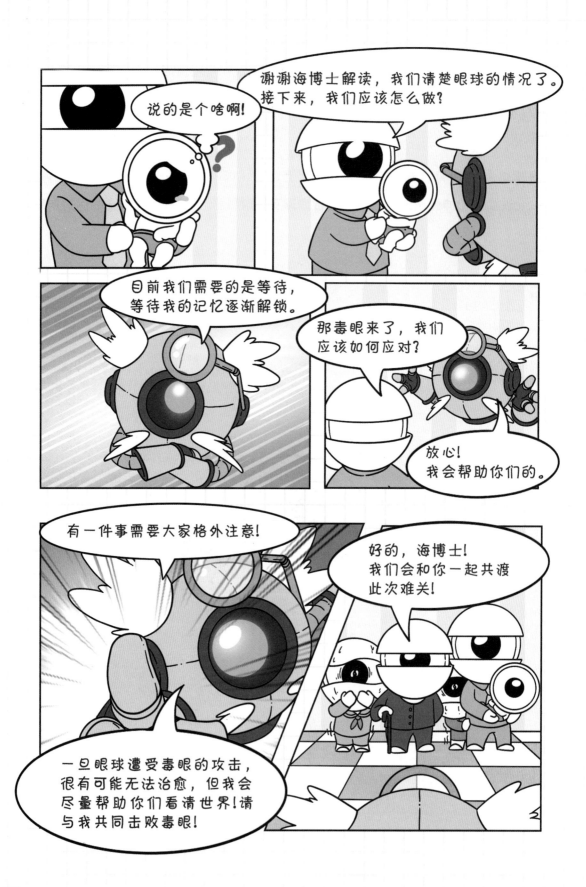

专家点评——孙兴怀教授

视界之城中，一群科研人员与智慧、可爱的眼球愉快地生活在一起。直到有一天，某种不知名的病毒侵入眼球形成"毒眼"带来各种眼病，引起人们的恐慌！被抓走的妈妈小依首先发现能击退"毒眼"的百宝箱机器人海博士，并告诉了爸爸昊强。亮仔家族根据小依的话寻找海博士，海博士现身后打开百宝箱并给大家普及起健康眼球的解剖、生理功能。

要保护好眼睛，首先要了解眼睛的结构和工作原理，这样知己知彼，才能找到战胜"毒眼"的方法。

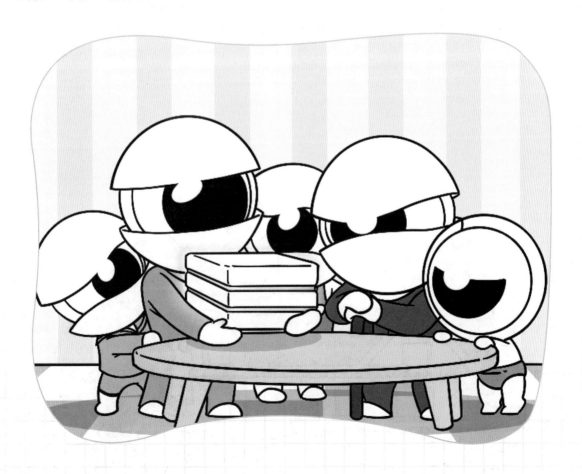

☪ 漫画看累啦，可以休息一会儿

第二话

昊萌篇
眼表保卫战

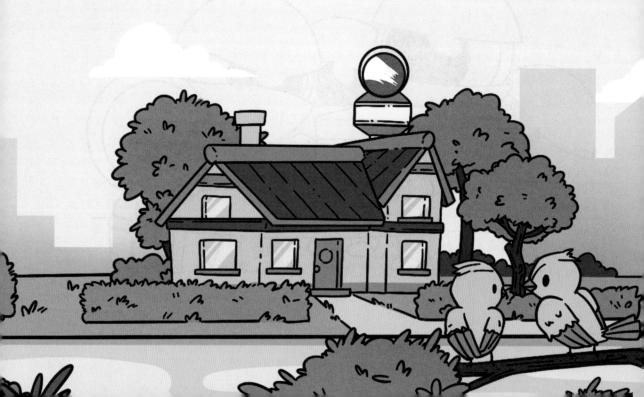

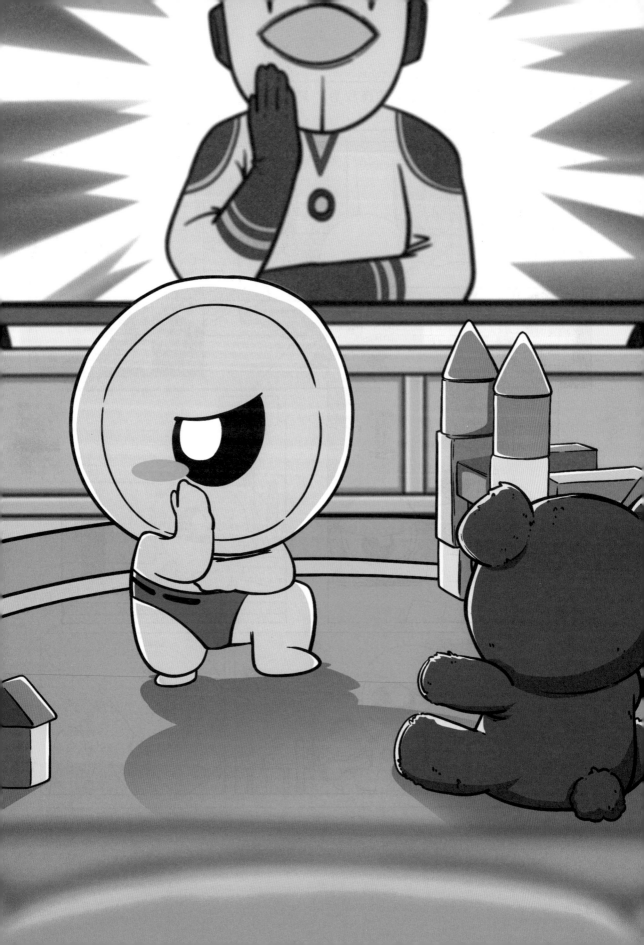

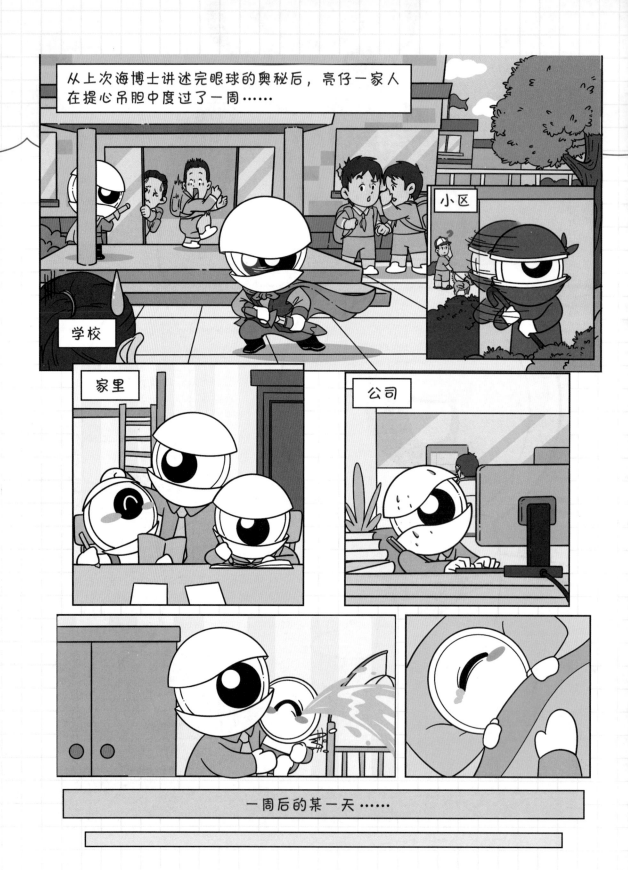

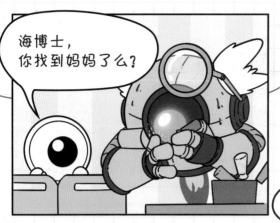

海博士，你找到妈妈了么？

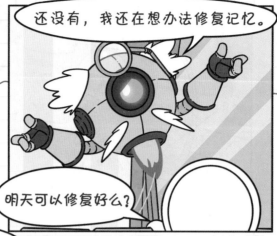

还没有，我还在想办法修复记忆。

明天可以修复好么？

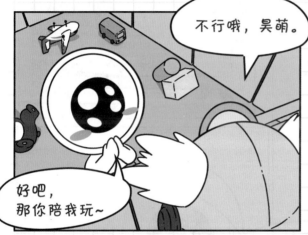

不行哦，昊萌。

好吧，那你陪我玩~

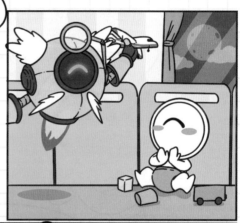

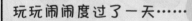

玩玩闹闹度过了一天……

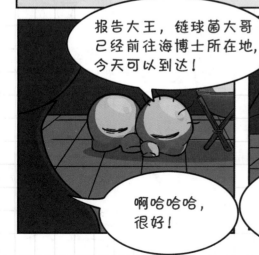

报告大王，链球菌大哥已经前往海博士所在地，今天可以到达！

一哈哈哈

啊哈哈哈，很好！

金色链球菌大哥是我们当中数一数二的强者，一定可以打败亮仔家族，帮大王抓来海博士！

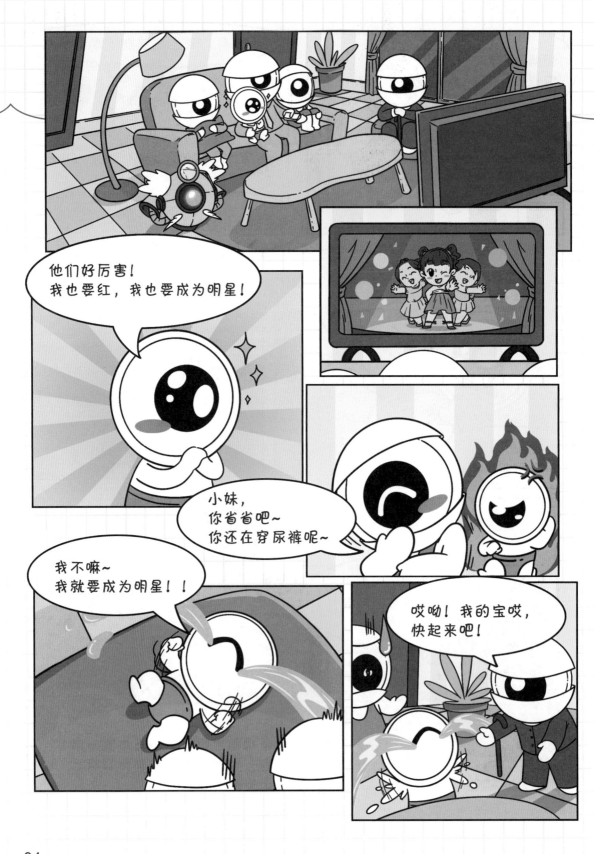

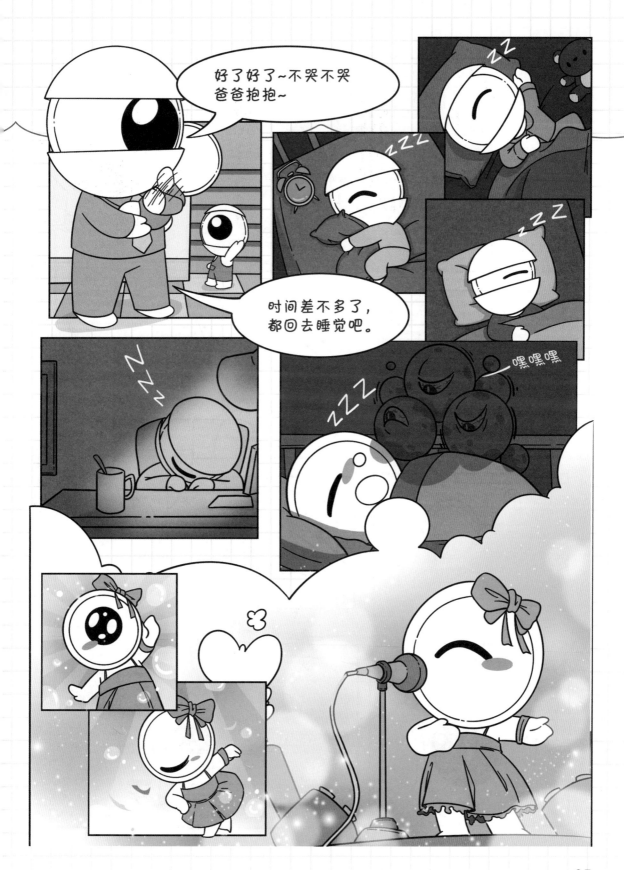

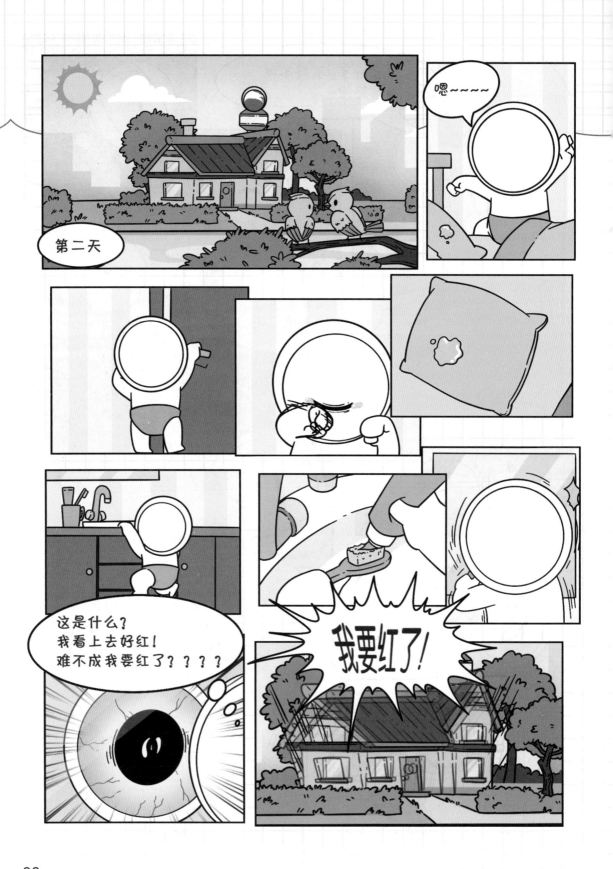

36

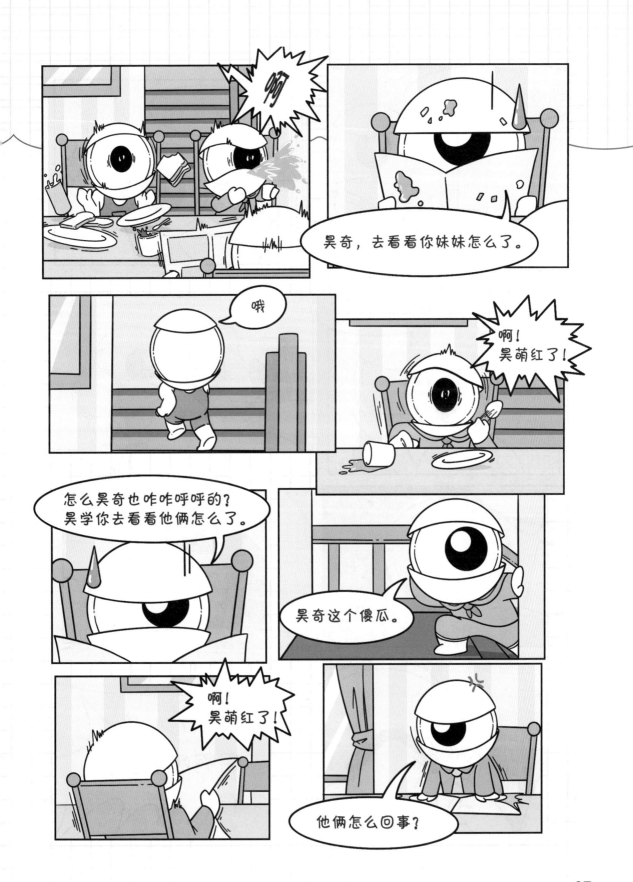

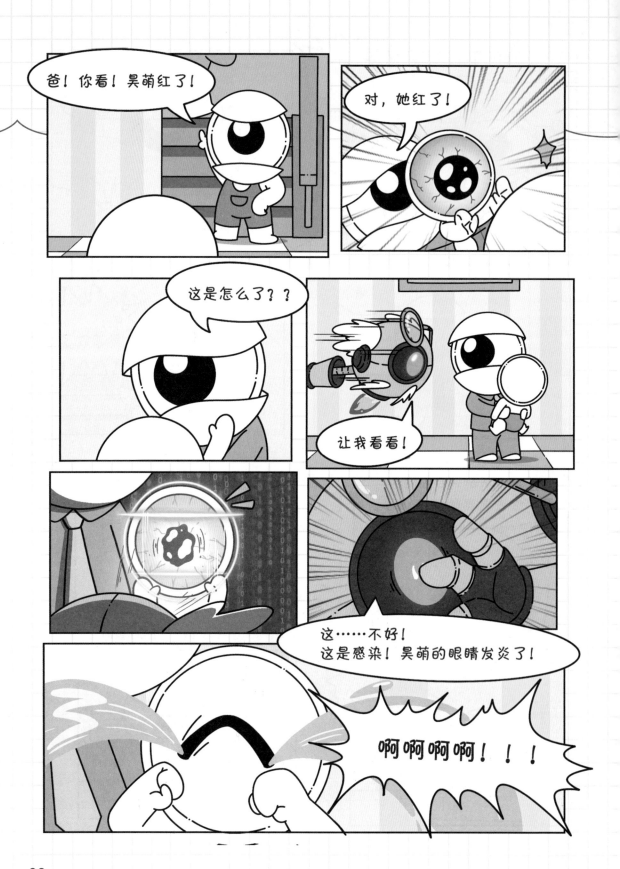

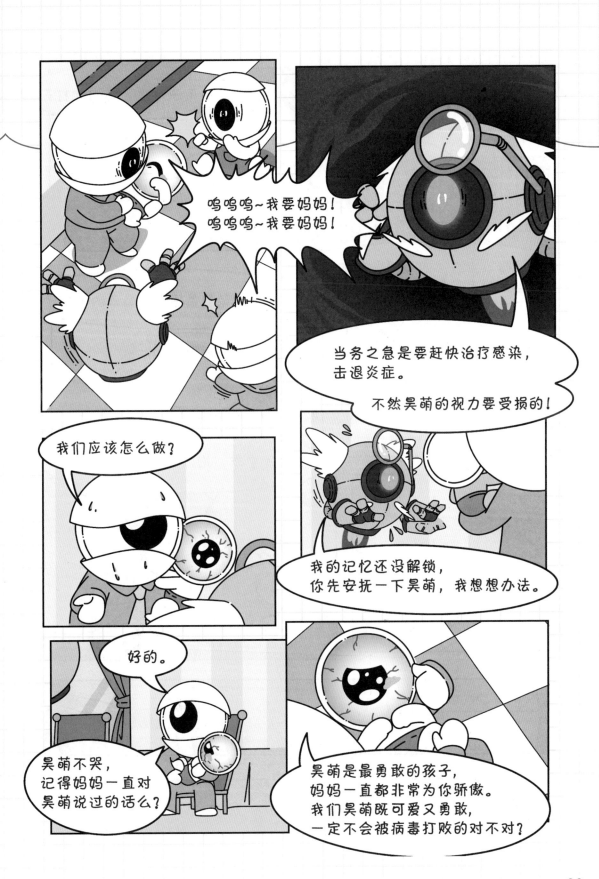

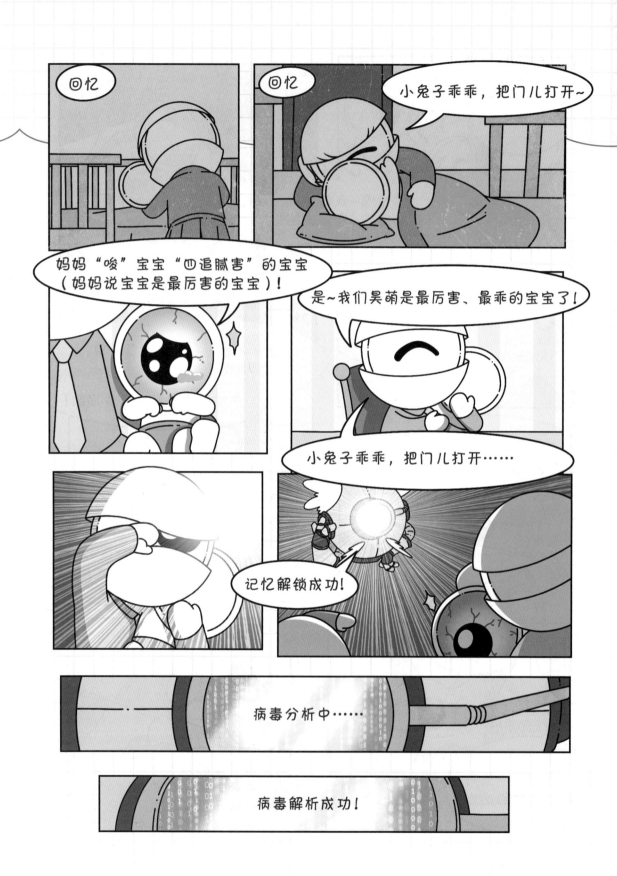

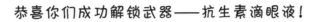

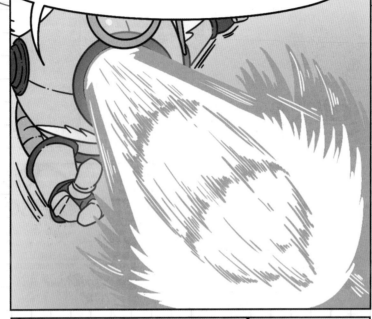

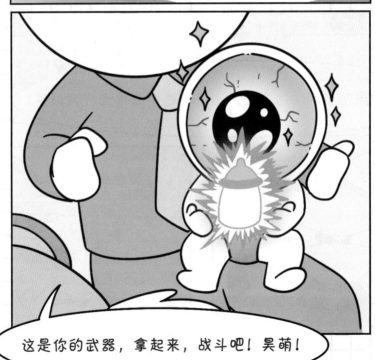

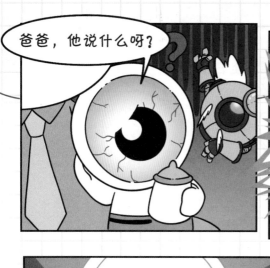

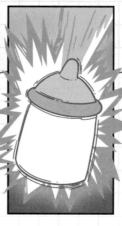

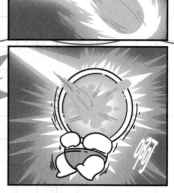

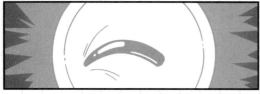

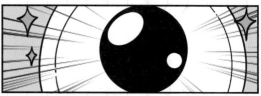

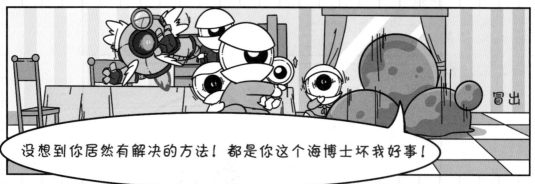

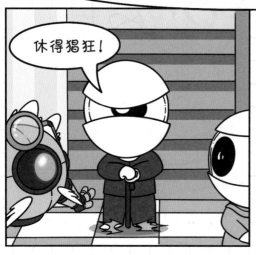

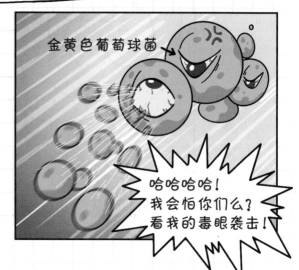

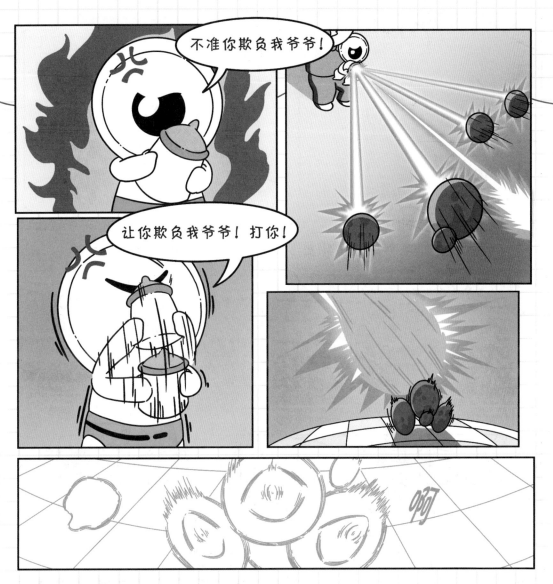

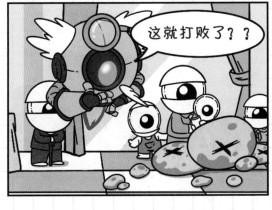

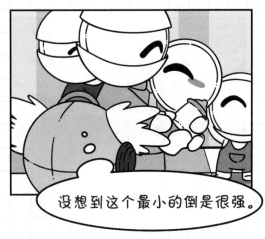

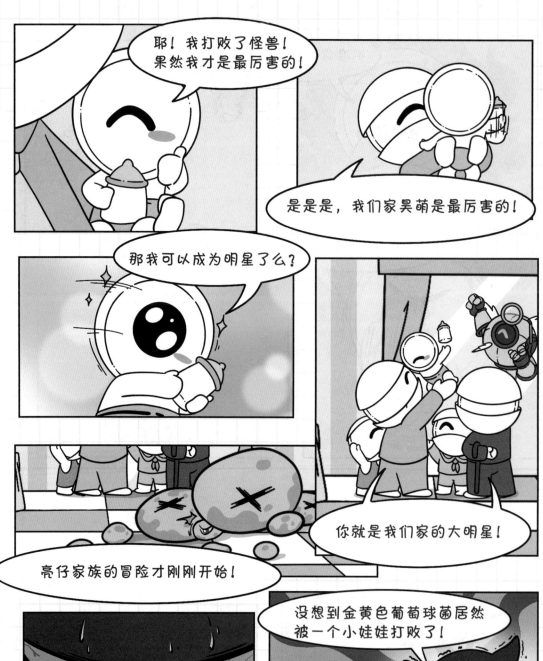

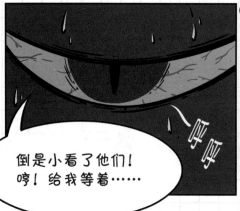

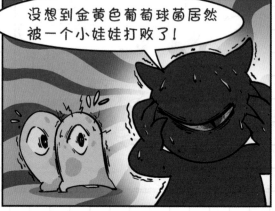

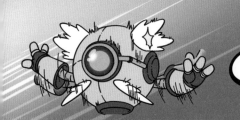

科普时间
眼部感染的对抗秘籍

 为什么会有眼部感染

　　我们眼睛最前方的角膜和结膜与外界环境直接接触，因此免不了接受环境中各式各样的触碰。

　　刚拿过玩具书本的小手、游泳池里冰冰凉凉的水、柔软舒适的毛巾，这些生活中常常接触眼睛的物品，却是不可小觑的病原体*提供者。

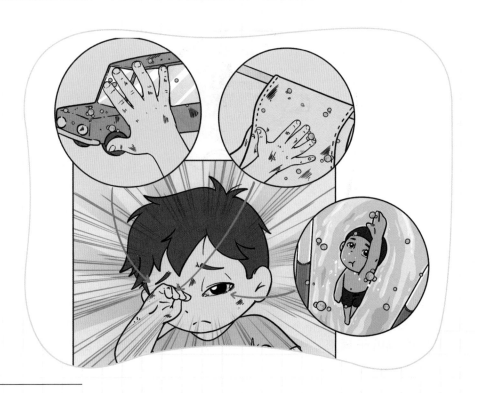

---

* 病原体：可造成感染的微生物和寄生虫。其中眼部微生物感染在生活中更为常见，包括细菌、病毒、真菌等。

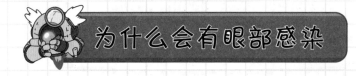

为什么会有眼部感染

当我们强壮时，可以抵抗病原体；当我们虚弱时，病原体就会趁虚而入。

眼部感染以细菌性结膜炎最为常见。当结膜受到病菌感染时，眼睛会发红，分泌物增多，并伴有异物感、烧灼感、痒、畏光、流泪等症状。

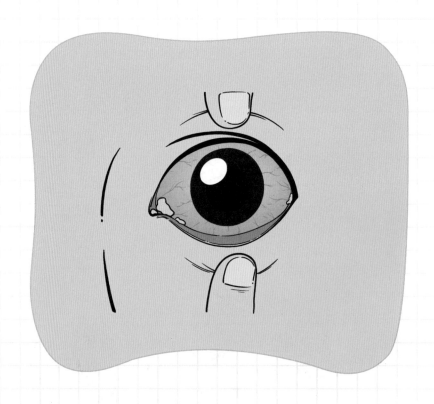

当小朋友们眨眼过于频繁、用手揉眼睛、眼睛发红、眼部分泌物增多的时候，就要留意是否发生结膜炎啦！

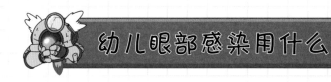

从源头解决病症，才能赢得抗感染保卫战！

幼儿眼部感染最常见的就是细菌性结膜炎，俗称"红眼病"。最常见的致病菌包括金黄色葡萄球菌、肺炎链球菌、流感嗜血杆菌等。

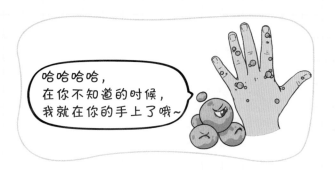

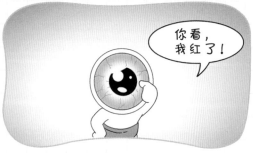

那么针对这类最常见的幼儿眼部感染，我们该如何应对呢？

- 当患眼分泌物较多时，可使用无刺激性的冲洗液如 3% 的硼酸滴眼液或生理盐水冲洗结膜囊（具体冲洗方法请参考本章节的"滴眼药水的正确方法"部分）。冲洗时候需注意：温和操作，避免损伤角膜上皮；患眼的冲洗液切勿流入对侧眼（健康眼）以避免造成交叉感染。

- 局部使用有效的抗生素滴眼液或眼药膏。急性阶段可使用滴眼液频点，每1~2小时一次，病情转好之后相应减少滴眼频率。

"科普内容仅供参考，身体不适请一定要去看医生哦！"

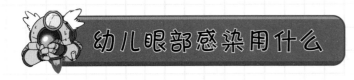

眼药膏在结膜囊内停留的时间较长，宜睡前使用，可发挥持续的治疗作用。由于眼部感染的病原体较为多样，相应的，也有多种抗生素可供选择。常用的针对结膜炎的抗生素类药物包括：妥布霉素滴眼液、左氧氟沙星滴眼液、莫西沙星滴眼液、红霉素软膏等。

● 针对部分严重的结膜炎，还需要全身使用抗生素治疗。

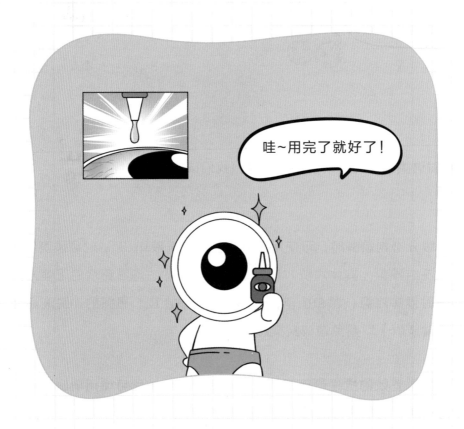

"科普内容仅供参考，身体不适请一定要去看医生哦！"

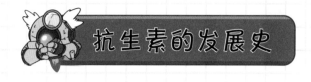

抗生素的发展史

我们知道当遭遇细菌感染的时候要去寻求抗生素的帮助，但什么是抗生素？抗生素又是从哪儿来的呢？

英国的病菌学家弗莱明在培养皿中培养细菌时，偶然发现青霉菌长出的菌落周围没有细菌生长。弗莱明后续发现，是青霉菌产生了一种能够抑制细菌生长的化学物质，这便是最早发现的抗生素——青霉素。

所谓抗生素，指的是由微生物产生的，能抑制或杀死其他微生物和细胞增殖的化学物质。

后来陆陆续续发现了很多可击败不同类别细菌的抗生素，拯救了无数生命。

但抗生素可不能随意使用，应在医生的指导下规范使用哦！

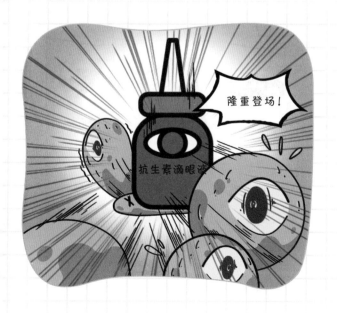

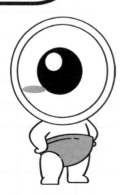

我现在知道细菌性结膜炎可以使用抗生素滴眼液治疗啦，所以眼药水具体该怎么滴呢？

滴眼药水的正确方法

第一步

　　检查眼药水，确认是否为自己需要使用的眼药水，核对是否在保质期内，包装是否有破损，瓶口是否脏污等。开封超过一个月的眼药水通常不建议再使用。

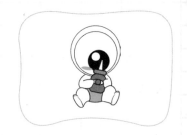

第二步

　　滴眼药水前需洗干净双手并用干净的纸擦干。用脏手扒拉眼睛，病原体又要趁机溜进眼睛里了！

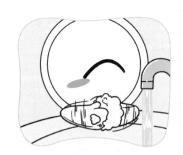

第三步

　　仰头，眼睛向上看，并用手轻轻拉开下眼睑。

第四步

　　往下眼睑结膜囊内滴入一滴眼药水，注意眼药水的瓶口不要触碰眼睑或睫毛。

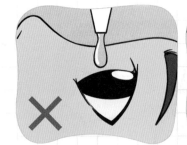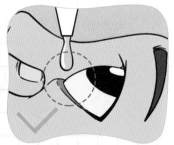

第五步

　　闭眼休息 2~3 分钟；注意不要用力眨眼将眼药水挤出。可适当挤压鼻梁，减少药水流向鼻腔。

　　如果需使用多种眼药水，每种眼药水之间需间隔 5~10 分钟。

在了解眼球的奥秘之后的某一天，贪玩的宝宝吴萌早上起来眼睛红红的，自以为成了"网红明星"。但她很难受，请海博士进行"毒眼"分析后确认是眼睛发炎了。原来，俗称"红眼睛"的细菌感染了眼球表面：吴萌得了细菌性结膜炎！这种眼病最容易侵犯玩耍时不注意卫生的小朋友，好在亮仔家族应对及时，立即给予抗生素滴眼治疗，很快就击退了"毒眼"的入侵。

眼睛表面结构称为眼表，作为眼睛的门户，是抵御各种侵犯者的第一道防线，明亮的眼睛离不开眼表的健康！

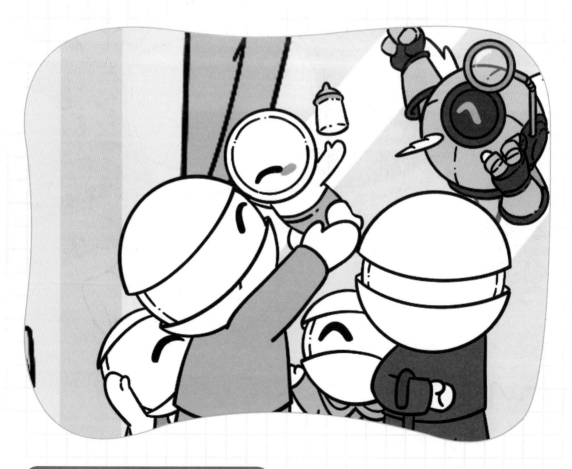

🌙 漫画看累啦，可以休息一会儿

51

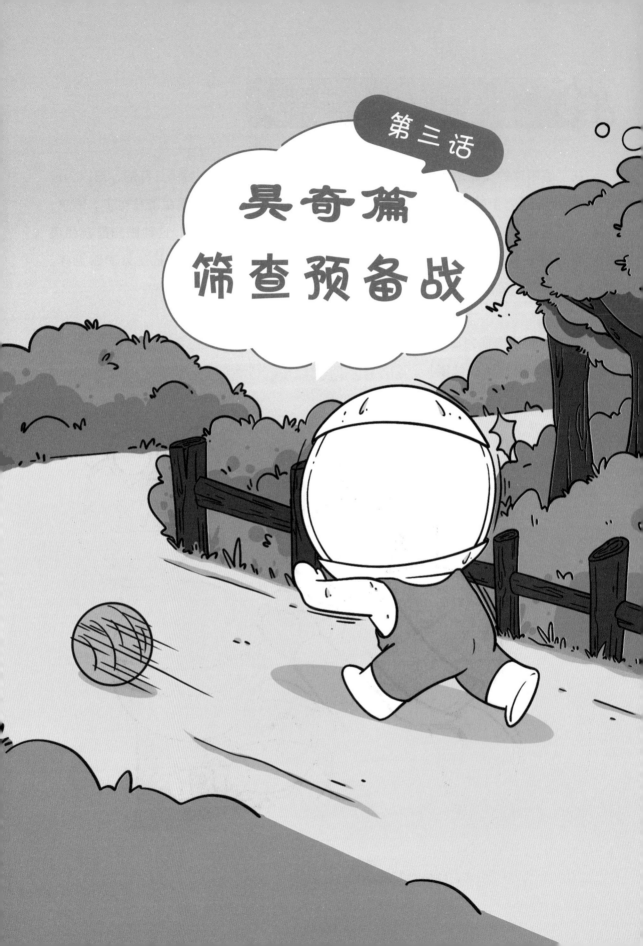

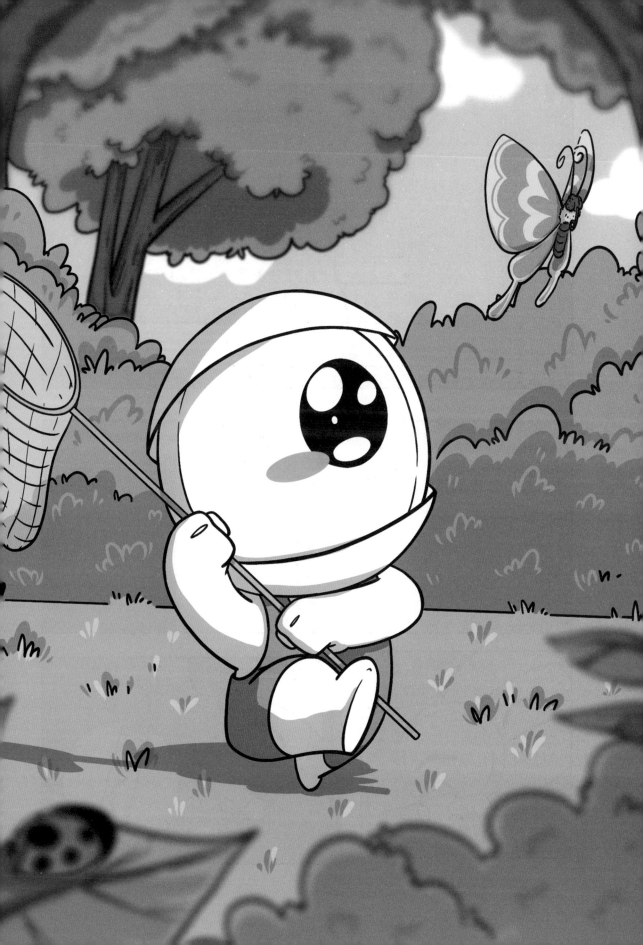

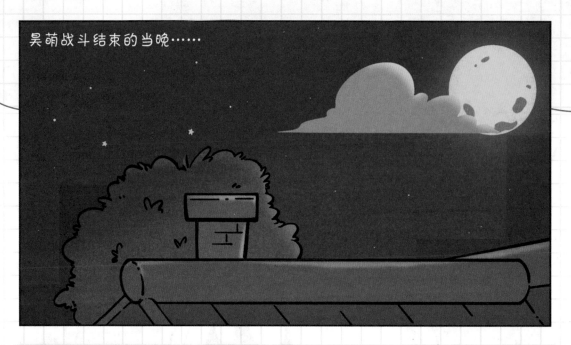

昊萌战斗结束的当晚……

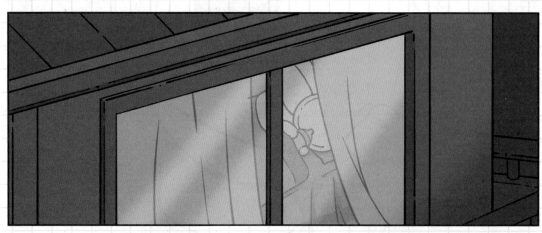

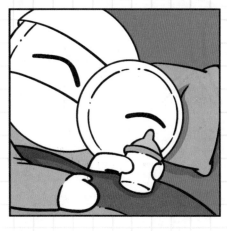

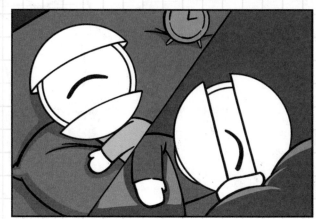

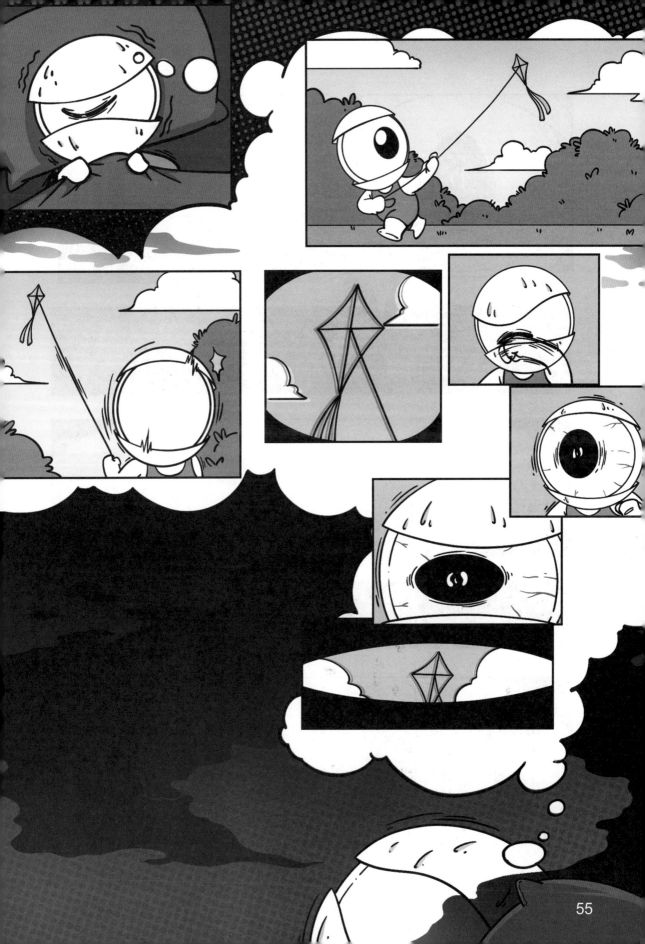

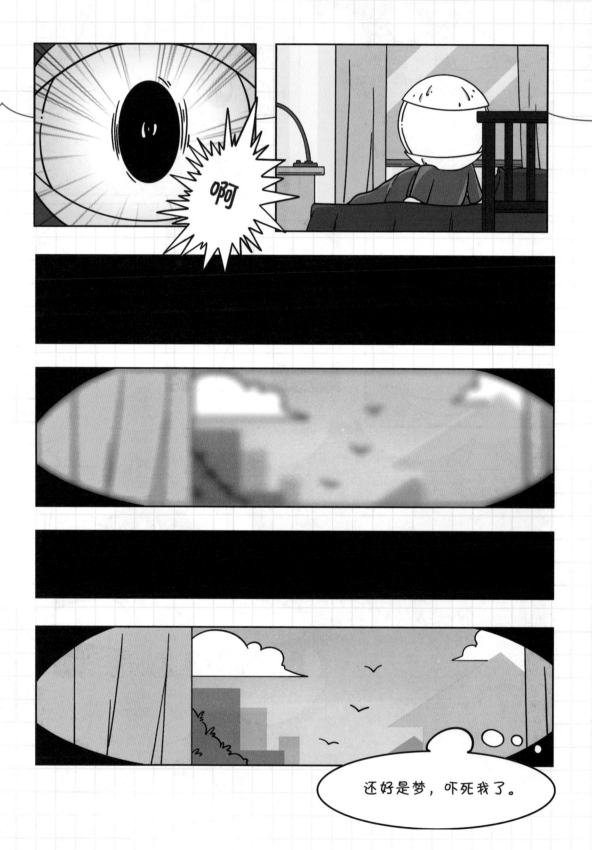

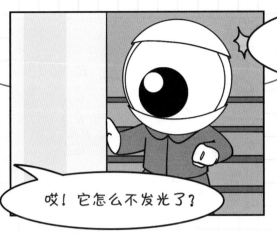

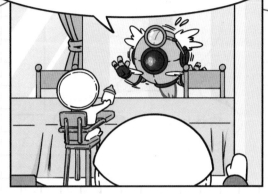

昊萌，这个不是玩具，这个是你的专属武器，只有你能操纵它。

哎！它怎么不发光了？

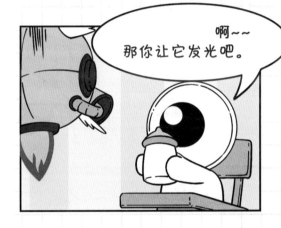

啊~~那你让它发光吧。

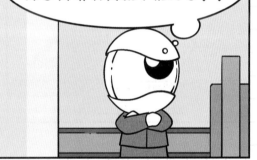

切，还专属武器。我倒要看看，除了昊萌我真就不能用了？？

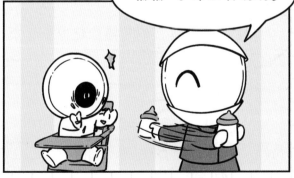

嘿嘿~小妹让我玩玩。

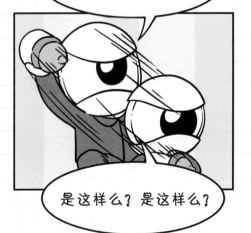

让我看看，让我看看！

是这样么？是这样么？

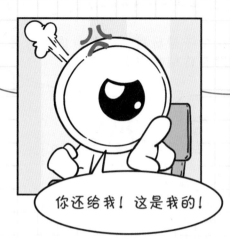

你还给我！这是我的！

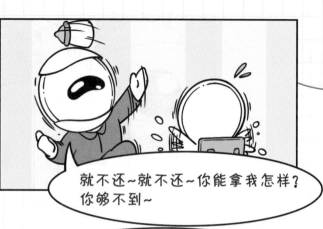

就不还~就不还~你能拿我怎样？
你够不到~

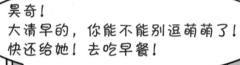
吴奇！
大清早的，你能不能别逗萌萌了！
快还给她！去吃早餐！

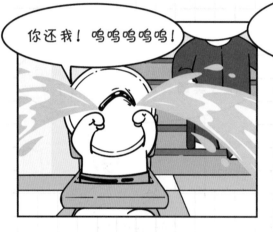

你还我！呜呜呜呜呜！

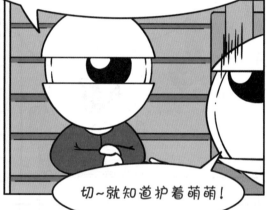

切~就知道护着萌萌！

知道了！知道了！

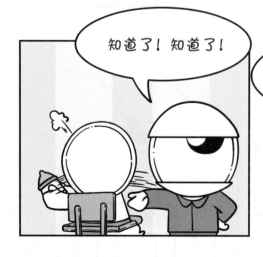

萌萌啊~
这个不是玩具，爷爷陪你玩你最喜欢玩的公主玩偶好不好？

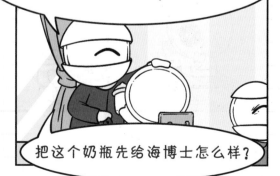

把这个奶瓶先给海博士怎么样？

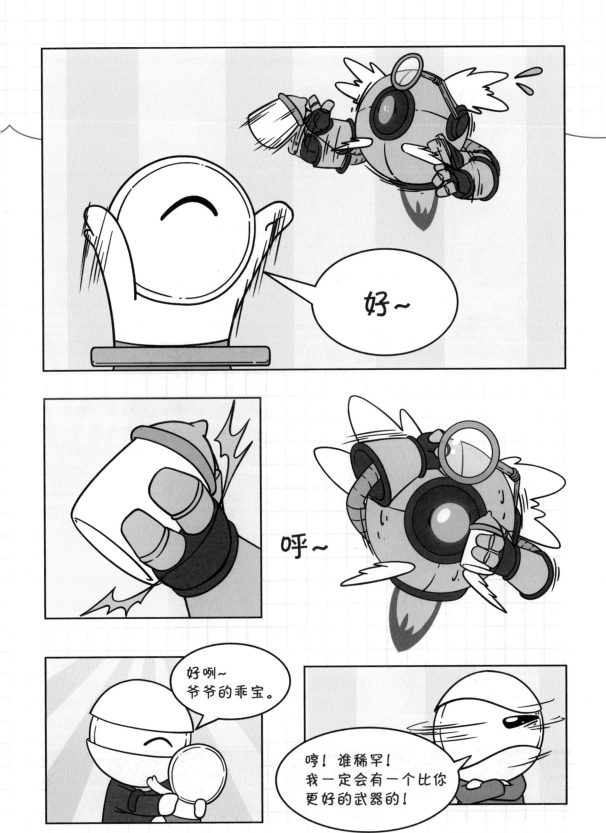

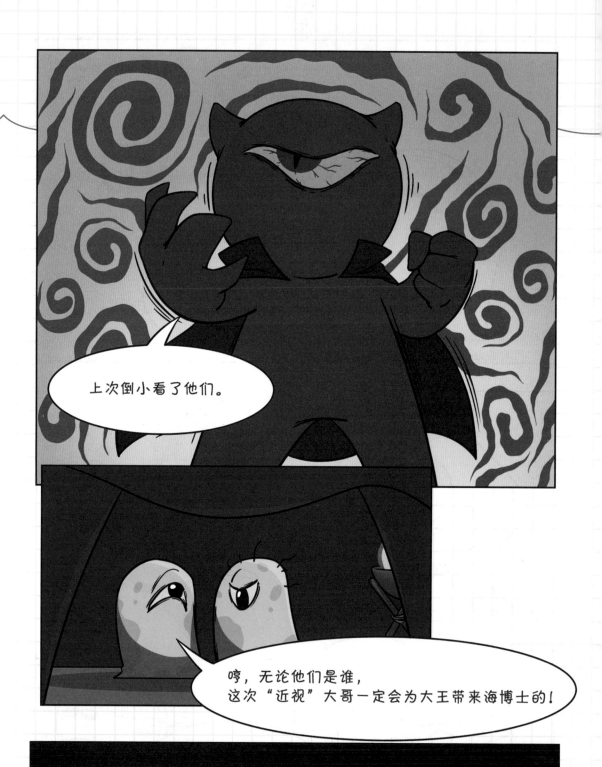

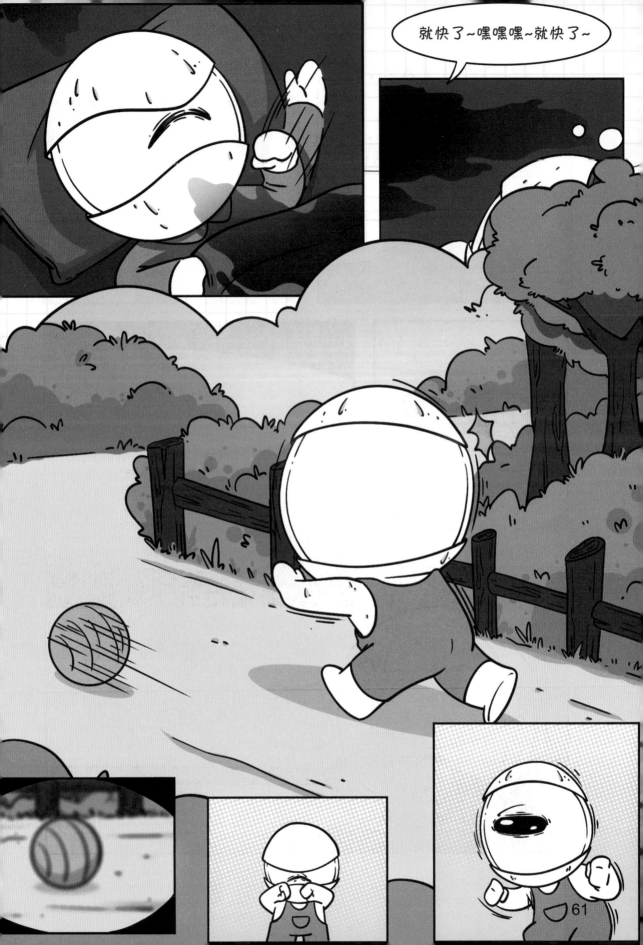

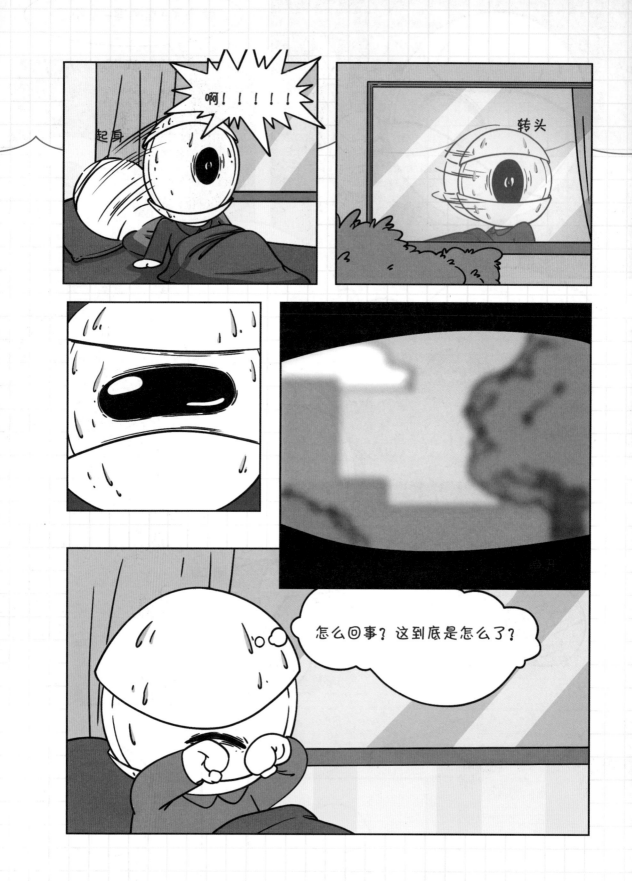

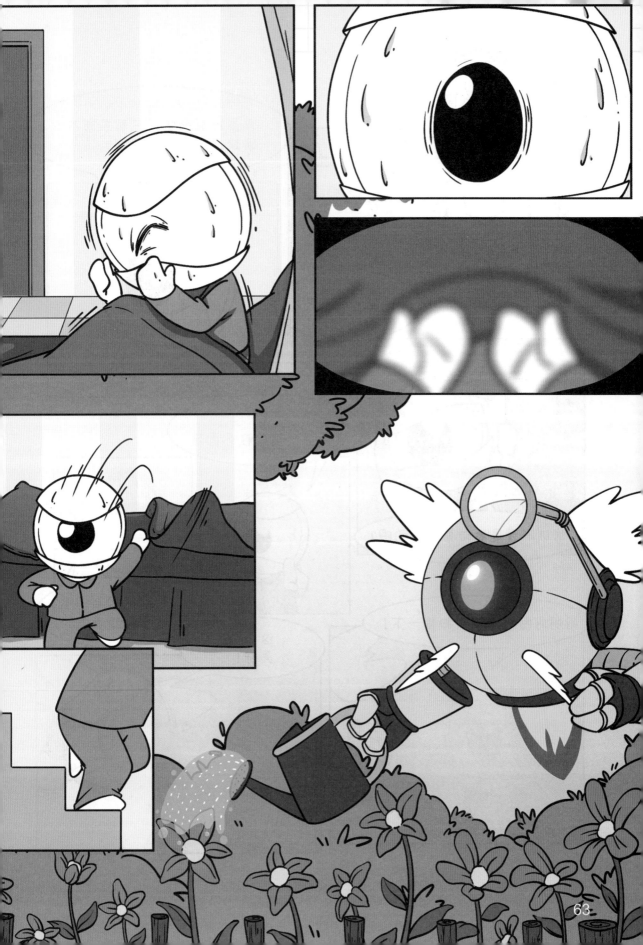

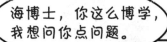

海博士，你这么博学，我想问你点问题。

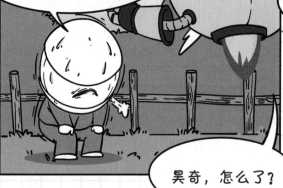

昊奇，怎么了？

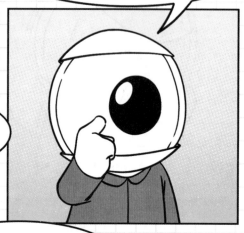

我最近总感觉自己看东西不太清楚，这是怎么回事？

你该不会是看动画片看的吧？

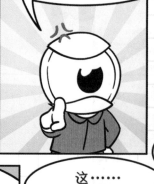

你瞎说，我最近一直都在外面玩！

这个原因有很多，我帮你查查？

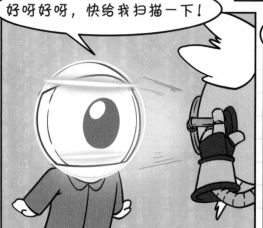

好呀好呀，快给我扫描一下！

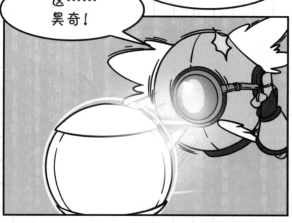

这……昊奇！

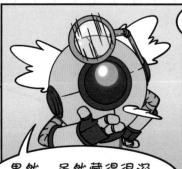

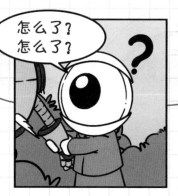

怎么了?
怎么了?

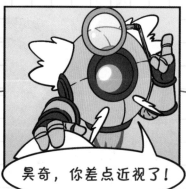

果然,虽然藏得很深,
但是还是暴露了痕迹。

昊奇,你差点近视了!

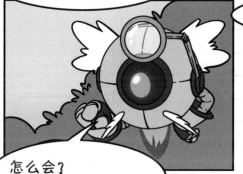

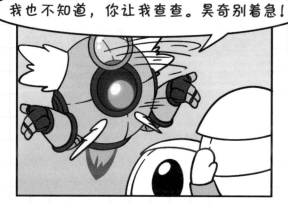

我也不知道,你让我查查。昊奇别着急!

怎么会?
昊奇真的要近视啦?

我不着急,
爸爸一直说遇到问题要镇定。
找到问题的根源,才能解决问题!
我陪你一起查。

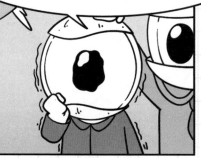

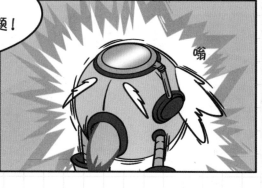

嗡

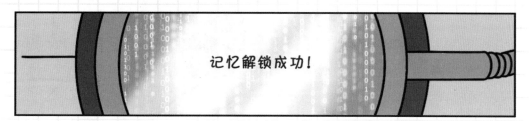

记忆解锁成功!

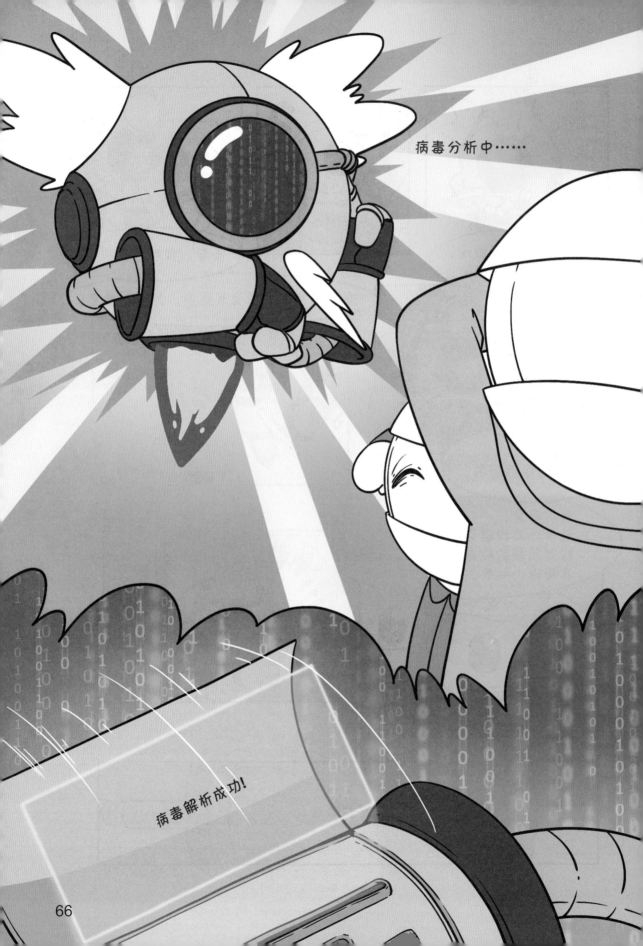

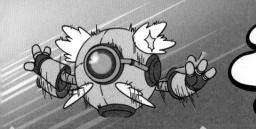

科普时间
近视，请远离我

怎么世界变模糊了——原来是近视搞的鬼

毒眼的秘密武器——近视

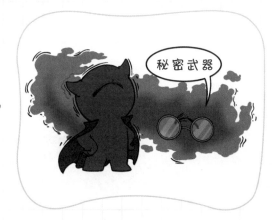

秘密武器

大坏蛋"毒眼"，除了手下各种病菌小兵外，它还有个"秘密武器"——"近视"。

作为"毒眼"的"秘密武器"——"近视"对于眼睛的攻击，常常是悄无声息的，所以许多人刚开始时并不会太把它当回事。

但如果能够及早发现它，并提前做好预防和对抗的准备，就能将它控制甚至消除在萌芽阶段。

视力发育就像长个子，过了 14~16 岁发育就会停止。在此期间，如果发生近视或者远视而未得到矫正，就可能会导致弱视（视力矫正不上去）。在时间窗口内矫正近视／远视，视力的发育还有机会重新步入正轨，一旦错失机会，视力可能就再也无法恢复正常了！

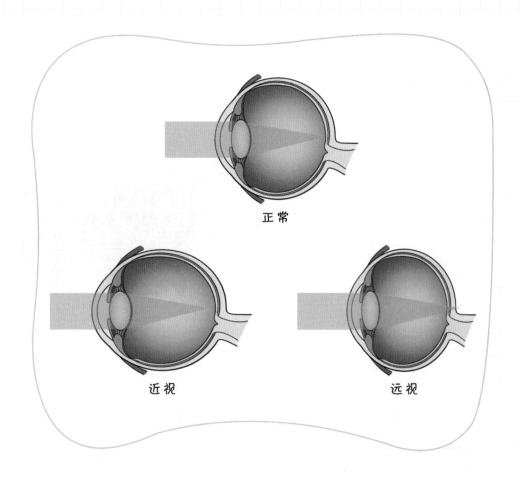

正常

近视

远视

相比远视，通常近视困扰着更多人。这一节，就让我们一起来了解"近视"产生的原因，以及提前发现它的方法吧！

知己知彼——近视形成的原理

近视的世界

所谓"近视"，就是看近很清楚，看远很模糊。随着近视度数的上升，只能看清越来越近的东西，而远处的景物则会变得愈发模糊。

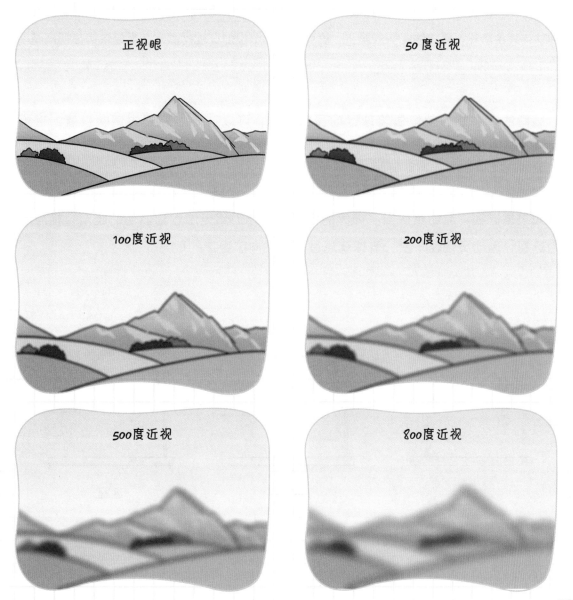

正视眼

50度近视

100度近视

200度近视

500度近视

800度近视

知己知彼——近视形成的原理

小朋友们有兴趣的话可以尝试一下爷爷奶奶的老花镜，戴上老花镜，你就拥有了近视的体验。模糊的世界可真是让人晕乎乎啊！只能偶尔尝试，不能一直偷玩啊！

最常见的近视类型为轴性近视，即眼球的前后径（眼轴）过长。近视的眼睛，即使睫状体完全放松，晶状体变得最扁平，焦点仍然无法投射在视网膜上，而是聚焦在视网膜前。

眼睛的调节能力就像是篮球运动员的臂力，可以在一定范围内调整投篮的远近，而眼轴的长度像是篮筐的远近。

如果是近视，运动员使出了最大的力气，篮球仍然无法达到篮筐的距离；相应的，若为远视，运动员轻轻一投，篮球就越过篮筐飞向了更远的地方。

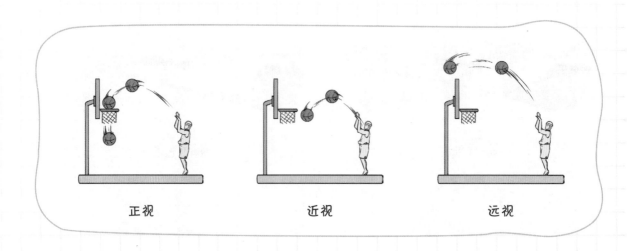

正视　　　　　　近视　　　　　　远视

但近视可不只会导致视物模糊，随着眼轴的过度延长，它还会慢慢让眼睛产生各种各样的问题，若发展成为高度近视，则各类眼部并发症的风险将大大增加，甚至还会有致盲的风险，可谓"十分可怕"。

近视的原因

那么，是什么造成了"近视"这个结果呢？

在海博士的《眼睛宝典》里，记录的形成近视的主要原因有两个。

01

一个是来自我们父母及家族的遗传。

这个存在于基因里的遗传密码，决定了有的人可能天生眼轴发育就比较快，眼睛的屈光度发展也比较快，所以很小的时候就已经是高度近视了。

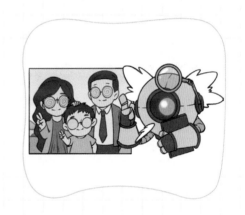

02

第二个原因就是环境因素，比如长时间地近距离用眼、在光线不好的地方用眼、户外活动不足等。

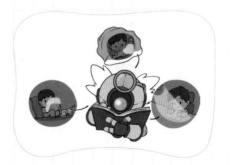

这两种因素共同作用导致近视的发生，如果遗传因素明显，那么需要在环境上花更多工夫才能控制近视发展。

知己知彼——近视形成的原理

近视是如何发生的

当我们正常看远时，焦点一般落在视网膜上；而当我们看近时，由于眼睛与物体的距离被拉进了，所以成像点就会跑到视网膜后面。

这时就需要睫状肌帮助晶状体鼓起来，把它挤成放大镜的模样，将原本被投到视网膜后的图像，投到视网膜上，这样才能保证我们看近时也很清楚。

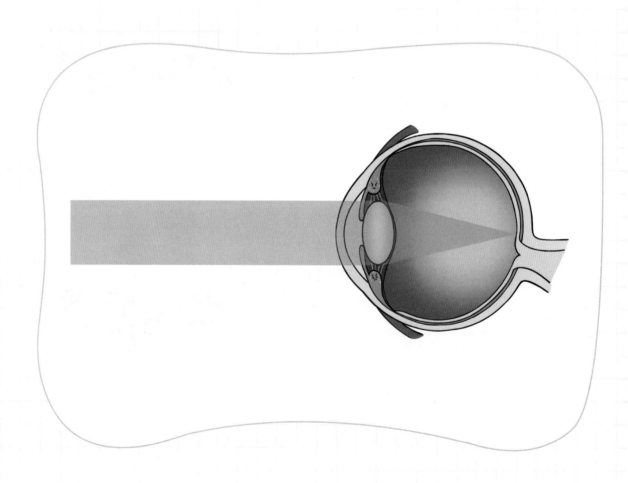

但睫状肌也会"闹脾气"，当它工作时间太久，过度疲劳后，就会开始"闹情绪"不工作，或者行动迟缓。这样一来，原本应该投在视网膜上的图像，就会聚焦在视网膜后方。

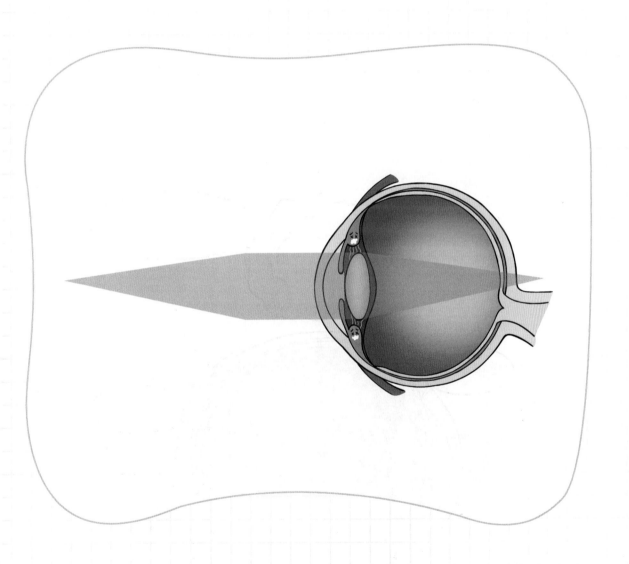

这种焦点聚焦在视网膜后方的情况，我们称之为"成像滞后"。

然而长时间的"成像滞后"，我们的大脑就会向眼睛发出信号，希望眼轴能够向视网膜后方生长，这样睫状肌就不用那么辛苦地一直将图像拉回来。

　　此时，接到信号的眼睛就会向眼轴发出"再长长一点"的信号，催促眼轴快速生长，而随着眼轴变长，近视也就发生了。

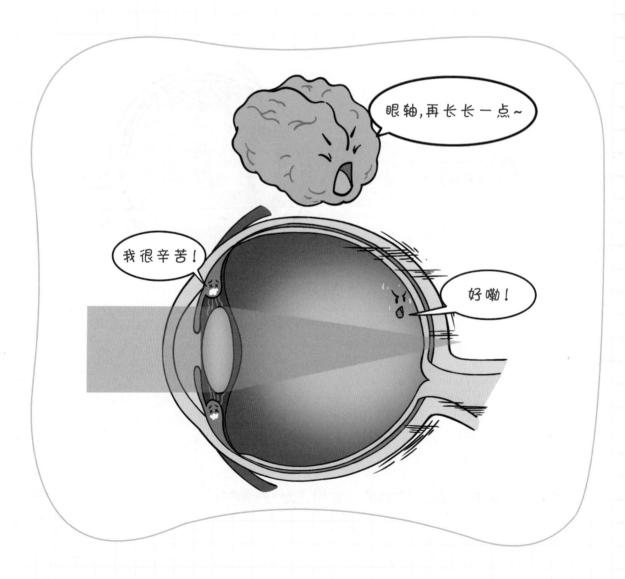

正如篮球训练场上，若运动员每次都偷懒，站得很近投篮，则篮球总是落在篮筐后方。教练看不下去，于是把篮筐向远方挪动，结果运动员在正常位置投篮时，仍然习惯性地用小力气投篮，结果发现篮筐距离太远，运动员便再也投不进去了。

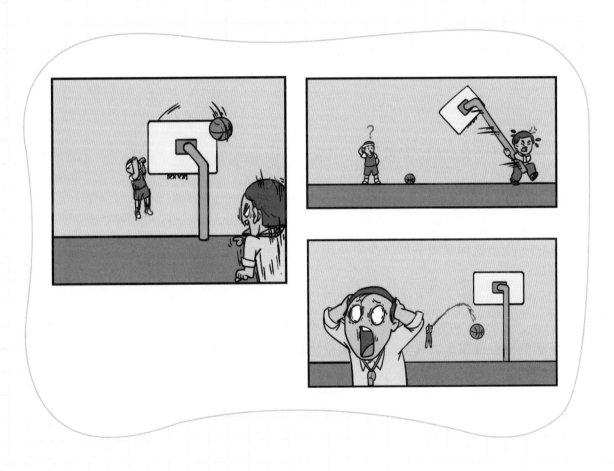

那么，在近视来临前，我们有没有可能提前发现苗头并阻止它呢？

答案是"有的"。

近视的来临，其实是有"信号"的。

在上面的内容里我们提到，面对长期偷懒、站得很近练习投球的篮球运动员，教练会把篮筐挪远一点。那么如果能够提早识别哪些运动员总是投远球并及时矫正，是不是就可以避免教练出现并挪动篮筐呢？

科学家伯伯告诉我们：是的！

运动员身上这种倾向于投远球的特质，其实对应在眼睛里就是"远视性离焦"。

所谓的远视性离焦，其实就是本该聚焦在视网膜上的焦点聚焦在了视网膜后方。

当远视性离焦频繁并长时间出现时，便会形成一个"诱导"眼轴增长的信号，使得眼球从一个圆球逐渐发展为一个前后径增长的长椭球。随着眼轴的延长，近视度数也随之越来越高。

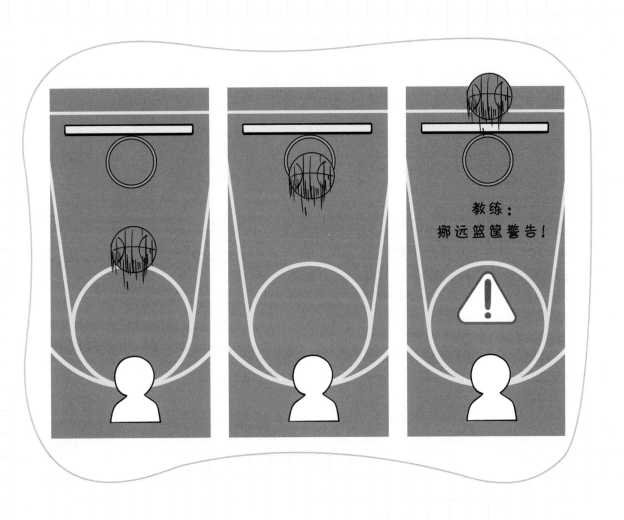

这也就是为什么我们会认为远视性离焦是近视出现的信号弹了。

既然我们知道了远视性离焦会带来近视这个大麻烦，那我们能不能提前通过什么手段发现它的存在呢？

答案是"可以"。

如今，随着科技的发展，人们根据"离焦"的特性，研发出了一种机器，称为"多光谱屈光地形图（MRT）"，它可以用来探知眼睛"远视性离焦"的程度。

它是这样工作的：

首先，它需要花费几秒钟对我们的眼球进行一系列全面的扫描。扫描的过程中，它会调用不同的离焦量对眼底进行拍照，通过评价图片在不同离焦量下的清晰程度判断眼球不同部位的离焦情况。

接着，它会对这些照片提供的数据进行综合处理，生成一张眼睛屈光度的 3D 地图，在这个地图上，蓝色部分为"近视性离焦"（有益于近视控制的"好离焦"），红色部分为"远视性离焦"（不利于近视控制的"坏离焦"）。

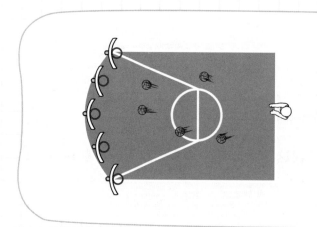

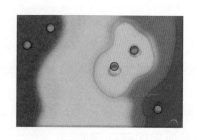

● 近视性离焦　● 远视性离焦

这张地形图中，当红色区域面积大于蓝色区域面积时，就代表这个"眼睛"发展成为近视的风险较大，甚至已经近视了。

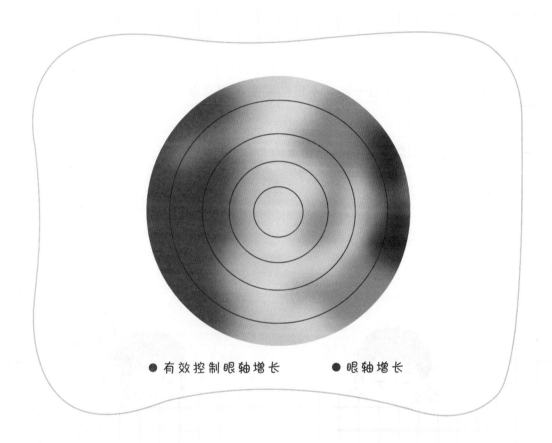

● 有效控制眼轴增长　　● 眼轴增长

MRT 目前已投入临床应用，协助眼科医院的医生对孩子们进行近视筛查，以了解他们的近视进展情况和进展预期。

此外，MRT 还可以用来指导离焦眼镜的生产，根据小朋友的离焦情况定制眼镜，更好地控制近视。

预防近视的好方法

在前面我们提到过近视的产生，通常有两个主要原因：家族遗传及环境因素。

其中，针对遗传因素，我们暂时没有好的应对方法。但是，对于环境因素，我们是可以用行动去改变它的。

那么，就让我们再来复习一遍，不良的用眼习惯有以下这些：

- 长时间近距离用眼（站得离篮筐太近）

- 户外活动不足（缺乏锻炼）

- 在光线不佳的地方用眼（投篮不准）

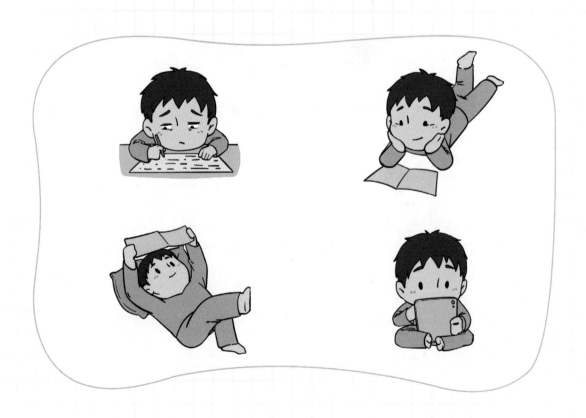

针对以上三种情况，我们可以采取如下三种应对的方式来与近视进行对抗：

01 避免长时间近距离用眼

所谓"长时间"，通常是指我们连续近距离用眼超过 20 分钟。所以国际眼科专家就提出了"20-20-20 法则"，即每近距离用眼 20 分钟，应休息 20 秒以上，向 20 英尺（6 米）以外的物体眺望，让眼睛充分放松。

知道了时间限制，我们还应该了解"近距离"是如何定义的。事实上，在不同国家的教科书里，标准答案并不一样。

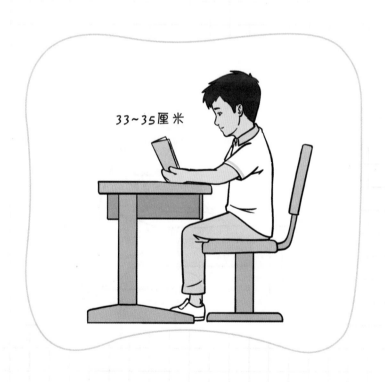

33~35厘米

比如，在美国的教材里，常常将 40 厘米作为阅读的标准距离，低于这个标准，就是"近距离阅读"。而在我国眼科学的教材里，则将 33 厘米作为标准的阅读距离。

所以，如果你在看书、写字、画画时眼睛与纸面的距离低于了这个数值，那就是在"近距离用眼"了。

预防近视的好方法

针对这个情况，我们提倡在写字时，要尽量保持"一拳一尺一寸"。

同时再结合上面说的"时间限制"，就可以打破连续性近距离用眼所带来的长时间"成像滞后"或"远视性离焦"，有效阻止"近视"的靠近。

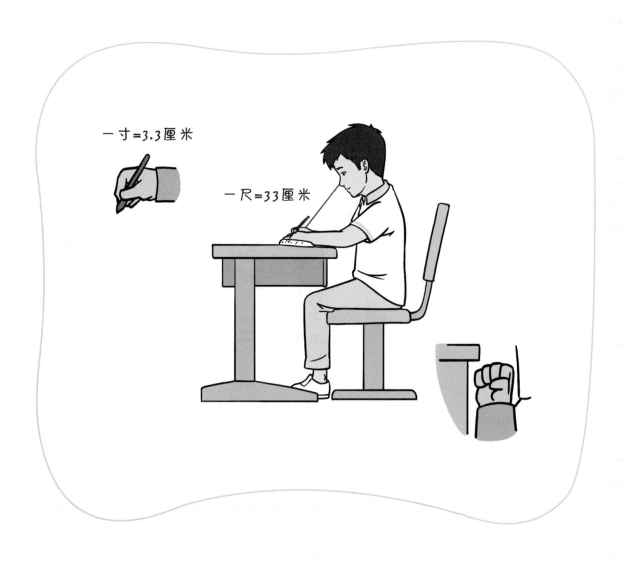

一寸=3.3厘米

一尺=33厘米

02 每天至少保证 2 小时的户外活动

充足的光照是户外活动防控近视最关键的因素。

户外光照究竟是通过什么原理来实现近视防控的呢？既往的研究中，研究者们提出了各种假说，包括多巴胺假说、光谱假说等。但确切的原理，至今还尚未有明确的结论。

户外活动不仅强调"户外"，也强调"活动"。有研究发现，适当的有氧运动能够改善脉络膜血供，可能也有助于近视防控。

当然，虽然眼睛非常喜欢户外活动，但是夏天太阳太过强烈时，依然建议要做好眼部的防晒，不用担心戴墨镜或者防晒用品会影响近视防控的效果哦！

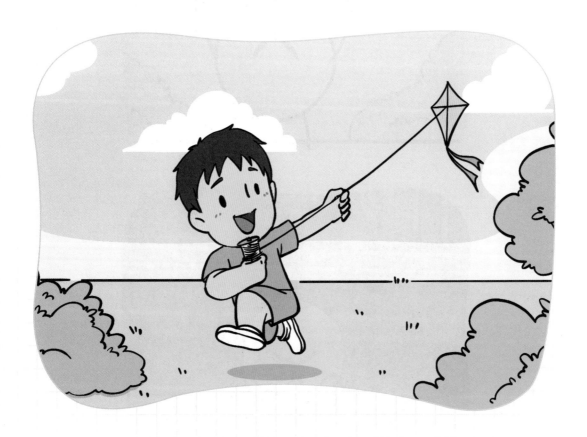

预防近视的好方法

03 改善室内照明

　　室内照明不佳容易导致眼疲劳，且室内照明的成分有别于自然光，这两个因素均不利于近视的防控。

　　因此，为了提升近视防控效果，改善室内环境的照明就显得格外重要。

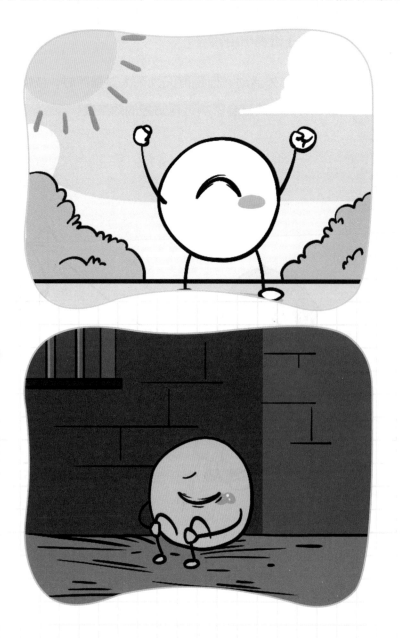

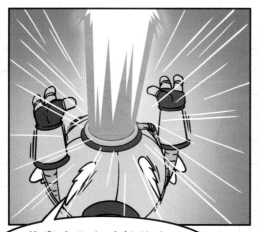

恭喜你们成功解锁武器
——离焦检测镜。

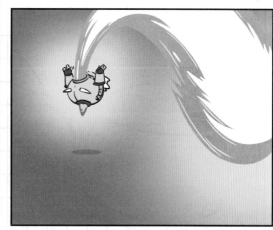

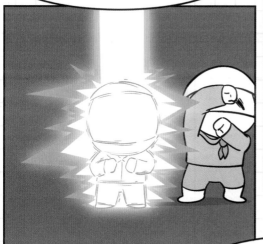

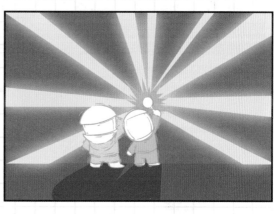

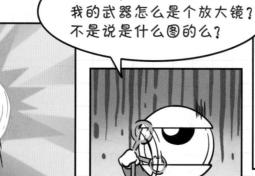

海博士，
我的武器怎么是个放大镜？
不是说是什么图的么？

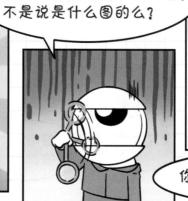

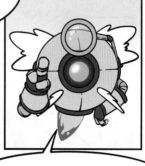

你透过这个看看吴学。

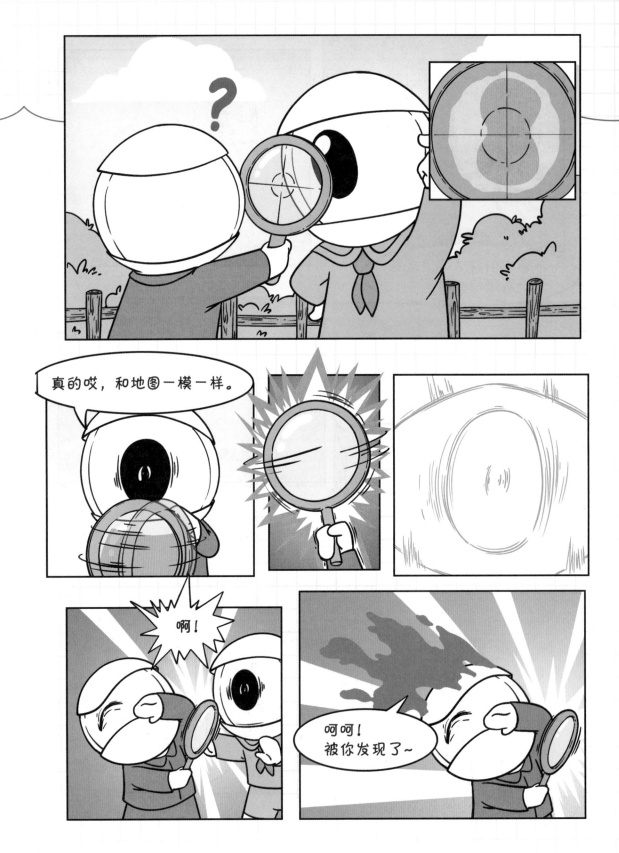

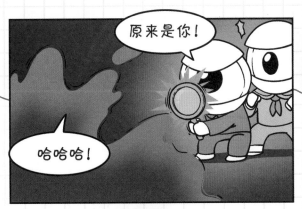

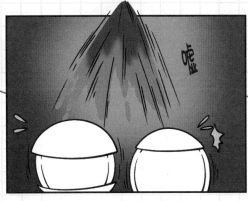

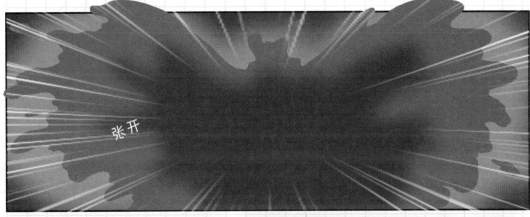

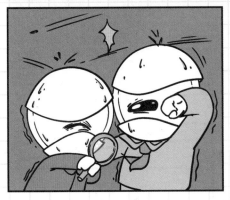

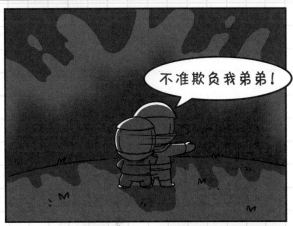

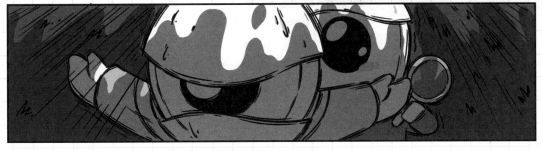

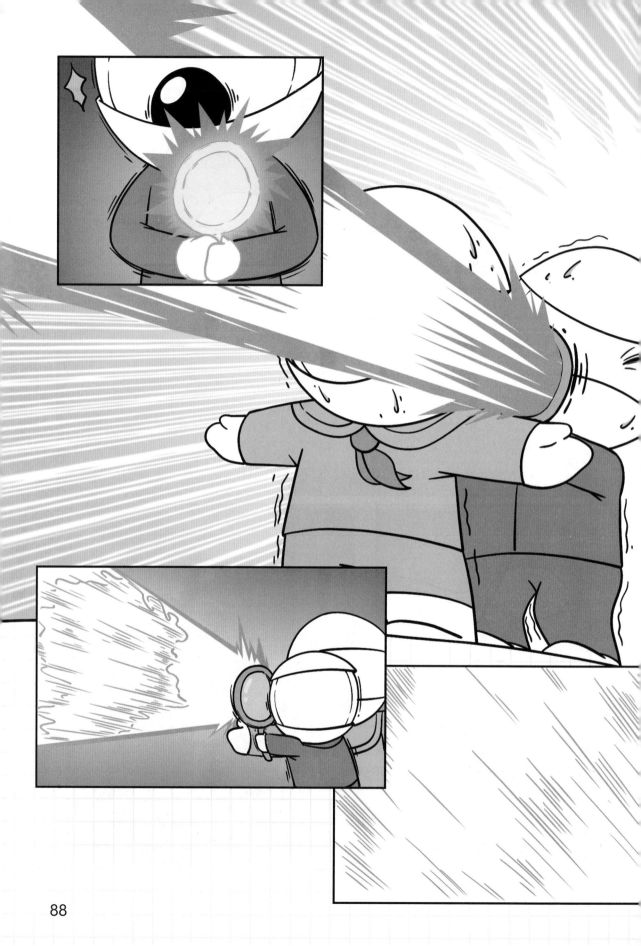

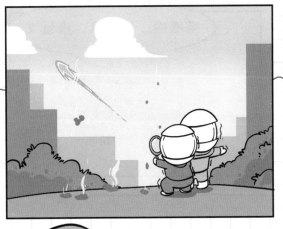

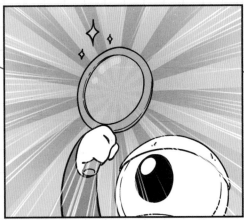

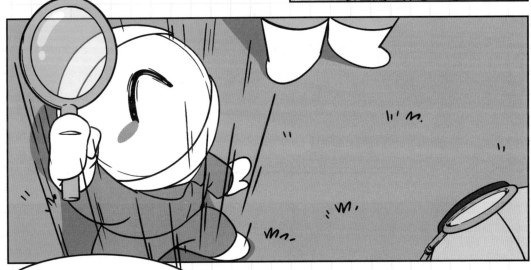

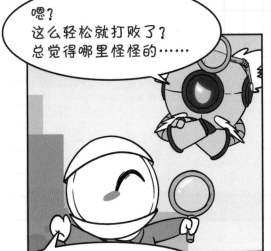

嗯?
这么轻松就打败了?
总觉得哪里怪怪的……

耶!我也有武器了!

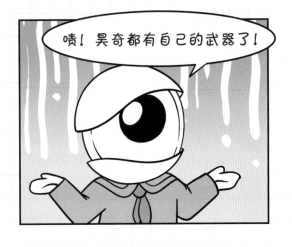

啧!昊奇都有自己的武器了!

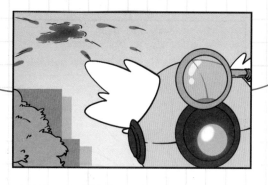

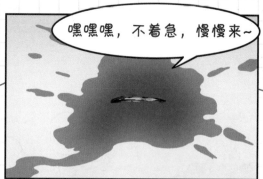

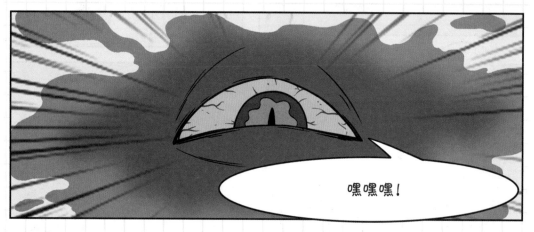

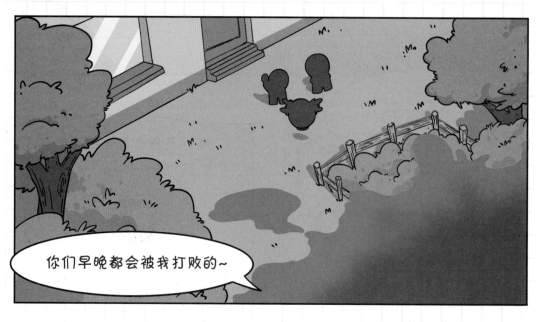

专家点评——孙兴怀教授

亮仔家族爱玩爱闹的老二昊奇，喜欢一天到晚拿着望远镜到处看。不知不觉间，"毒眼"悄悄地盯上了他。久而久之，昊奇离开望远镜看东西竟然变得模糊了。他赶紧找到海博士，请他帮忙分析原因。原来是近视搞的鬼，因为长时间用眼过度，远处曾经清晰的世界现在变得有点模糊！海博士进一步向大家讲解了近视形成的原理、相关危险因素及预防近视的方法。昊奇差一点就变近视了，幸亏他在海博士的帮助下，及时打退了近视"毒眼"的攻击。

随着科技发展，小朋友们的物质生活变得越来越丰富，很多地方都要用到眼睛，但要特别注意避免视觉疲劳，切不可给我们可爱又娇嫩的眼睛增加过度的负担！否则就容易出现各种问题，影响我们观察美丽的世界。

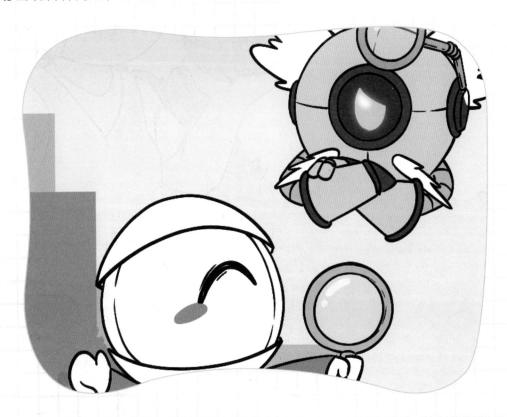

漫画看累啦，可以休息一会儿

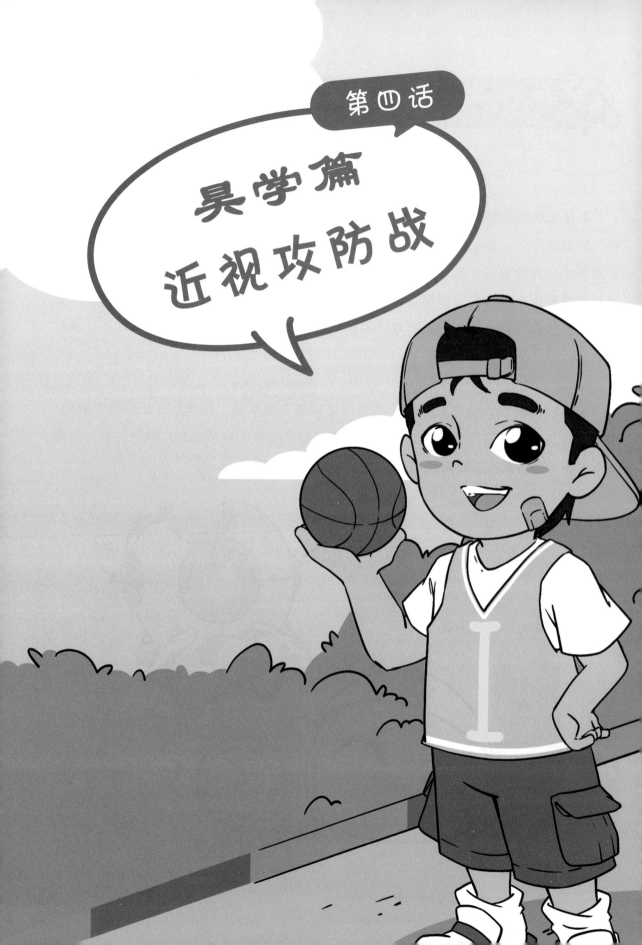

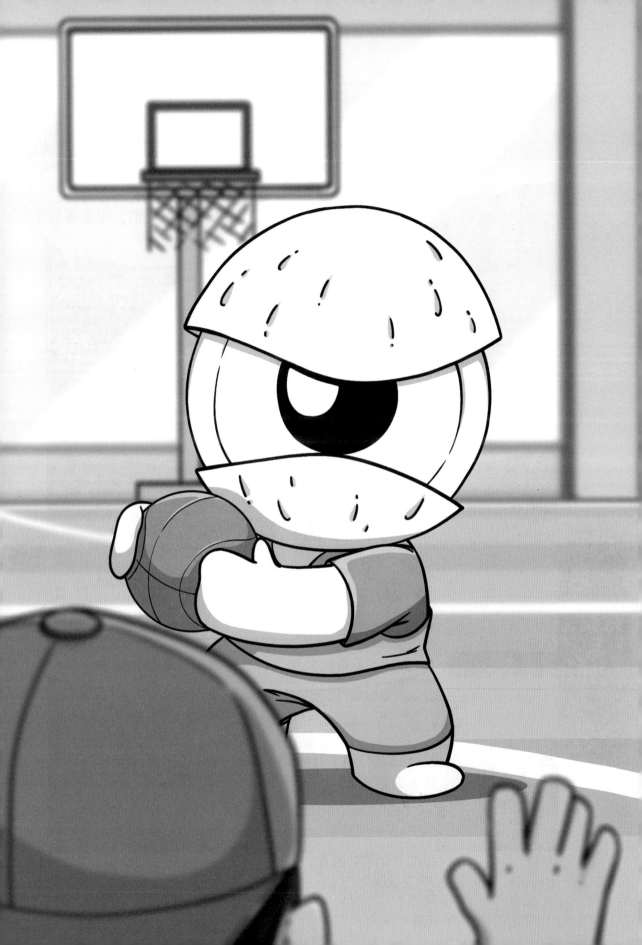

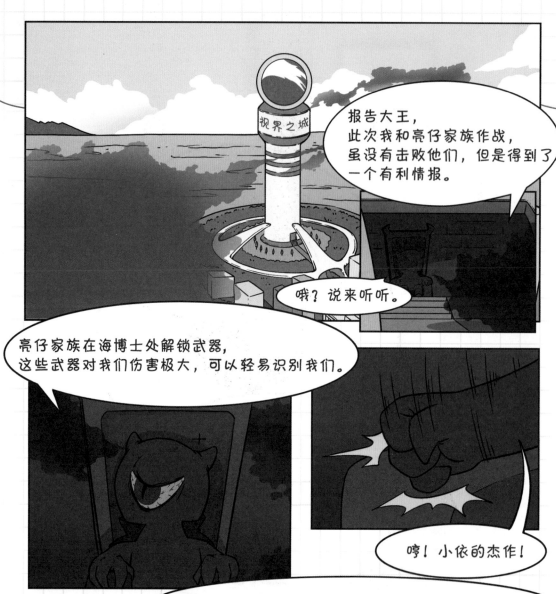

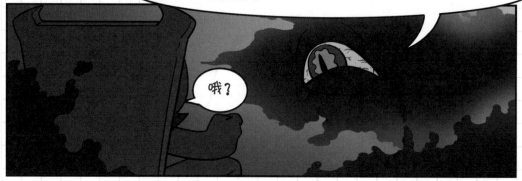

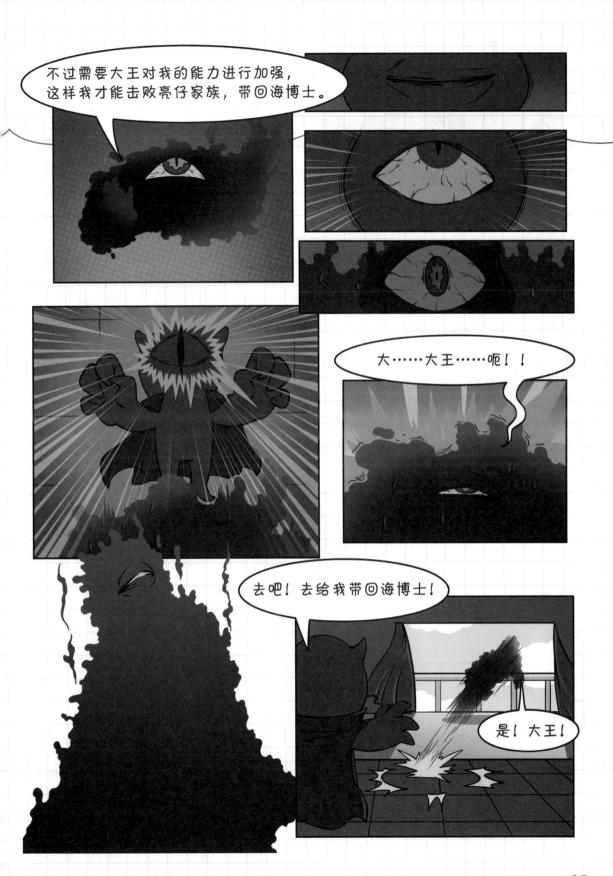

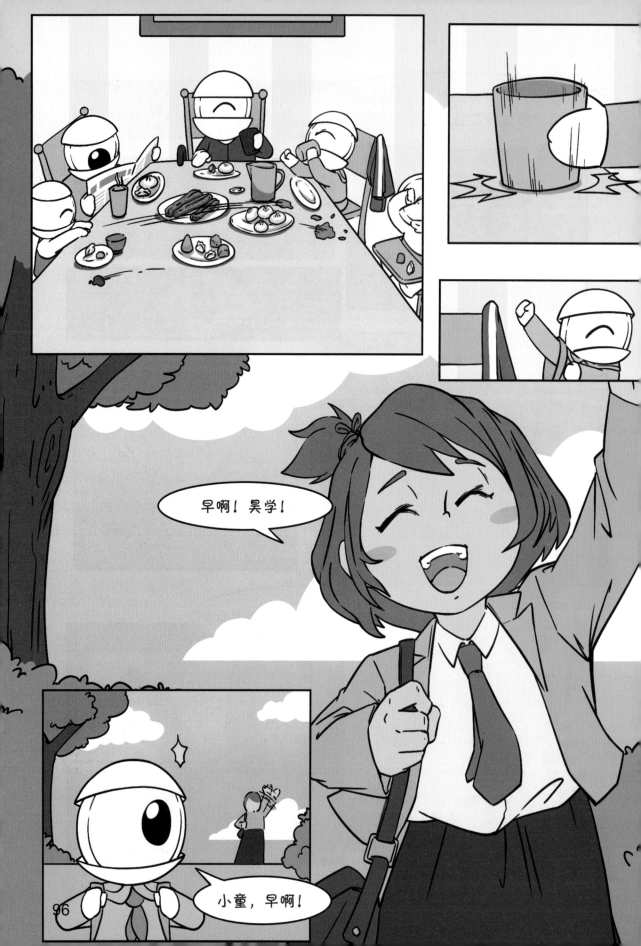

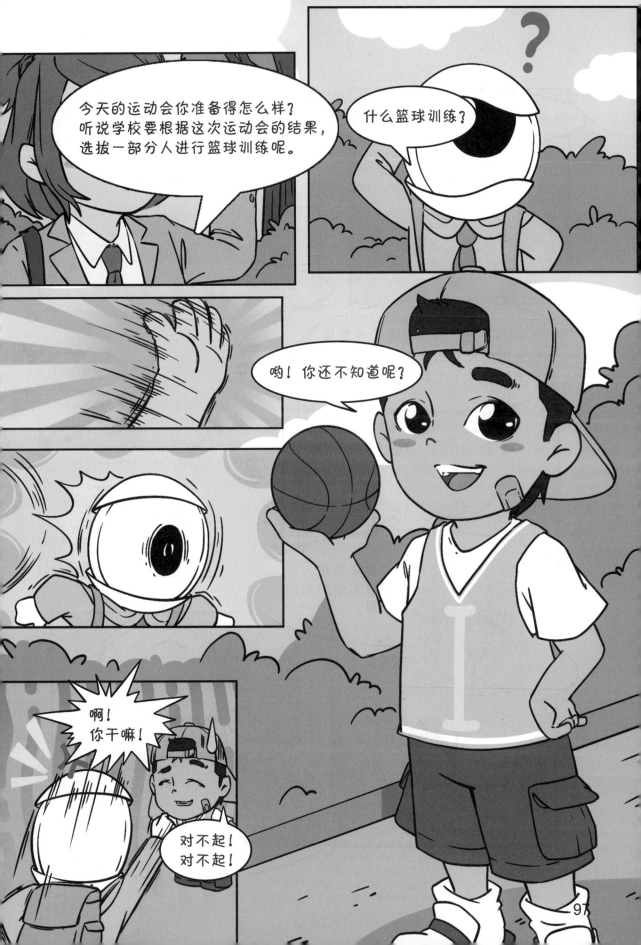

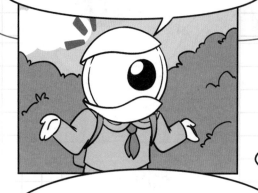

把话说清楚，篮球训练怎么回事？

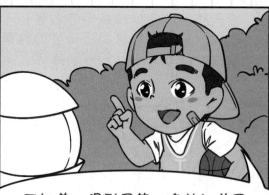

不知道，得到了第一名就知道了。

市里组织了一个篮球训练，想选拔一些有运动资质的学生去学习篮球。我们学校有几个名额。

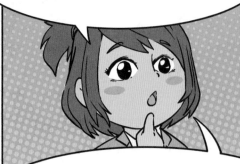

怎么样？有兴趣么？

老师们想通过这次运动会来选拔，表现出众的就有机会去市里学习篮球，之后代表我们市参加比赛。

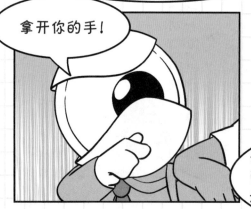

拿开你的手！

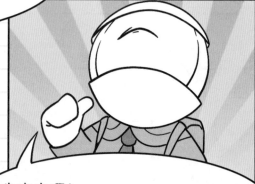

我肯定去啊！
而且这次运动会，拔得头筹的一定是我！
无论哪个项目！

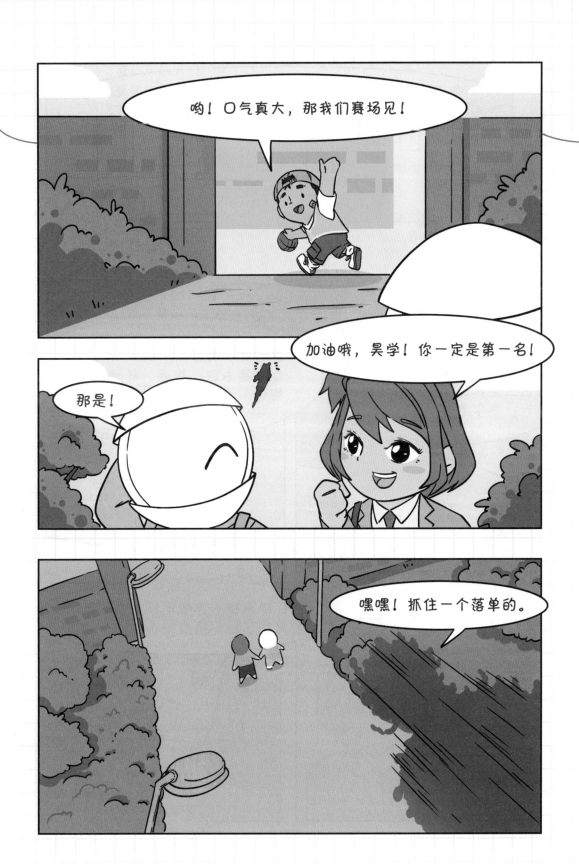

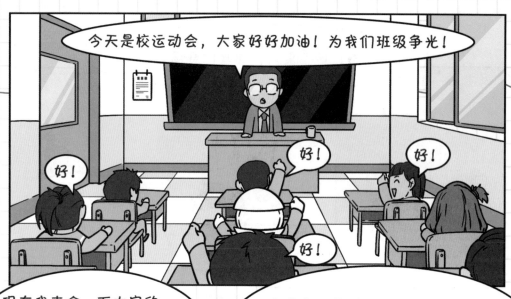

今天是校运动会，大家好好加油！为我们班级争光！

好！

好！

好！

好！

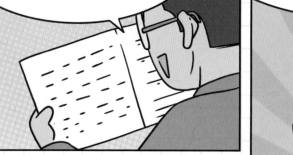

现在我来念一下大家的报名项目和名字——
两人三足：吴亨泰、蔡南鹏；
跳远：麦尔康

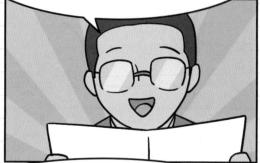

障碍赛：吴学；
女生接力跑：梓涵、吴学、艾晶晶、梅景……

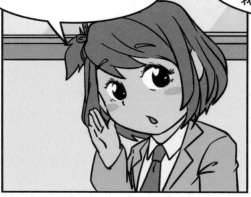

吴学，你报了两个啊？

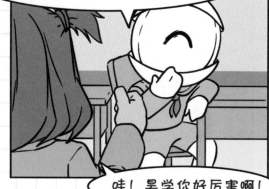

对！障碍赛不那么消耗体力，所以我又报了一个接力跑。

哇！吴学你好厉害啊！

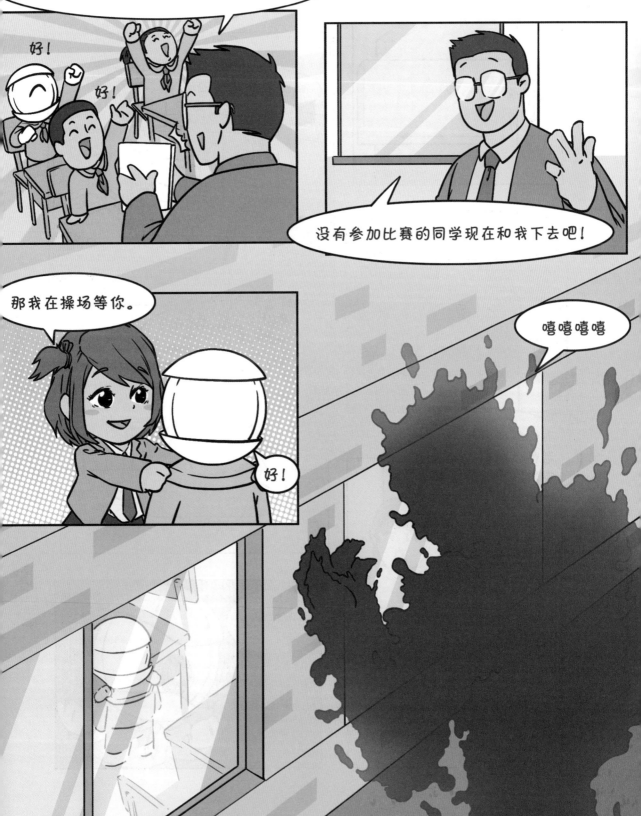

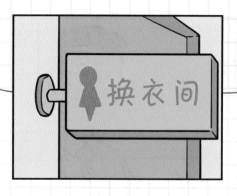

换衣间

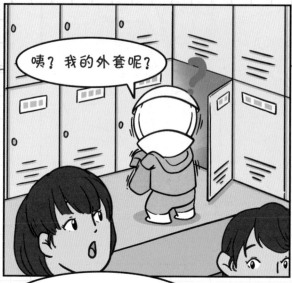

咦？我的外套呢？

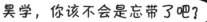

昊学，你该不会是忘带了吧？

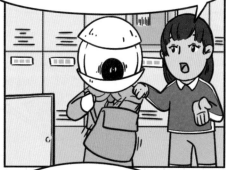

不可能，我早上穿过的！

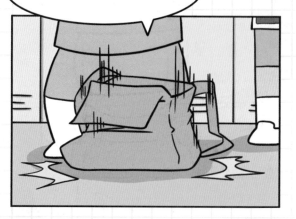

那你好好找找，老师之前打过招呼的，要大家一起穿长袖。

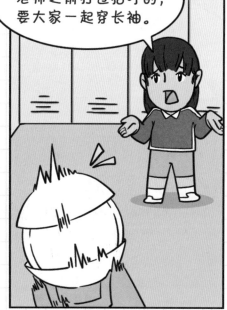

那怎么办？

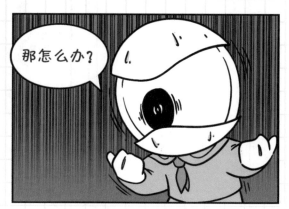

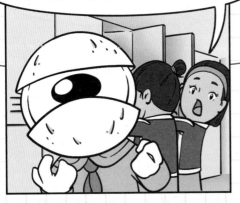

打电话让你家里人送过来吧。

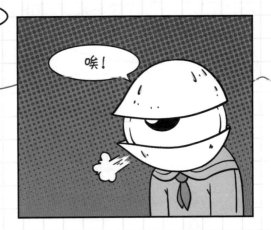

唉!

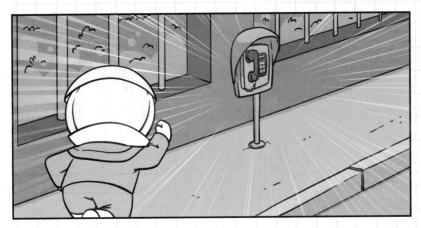

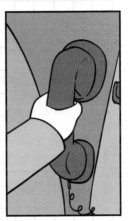

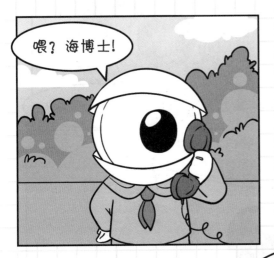

喂?海博士!

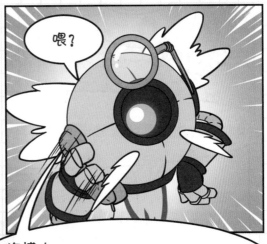

喂?

海博士,
你有没有在餐桌附近看到我的外套?
蓝色的,学校的制服。

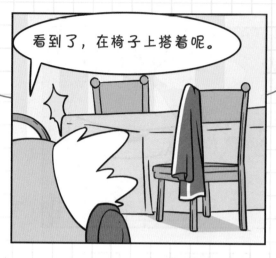

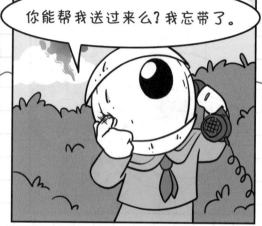

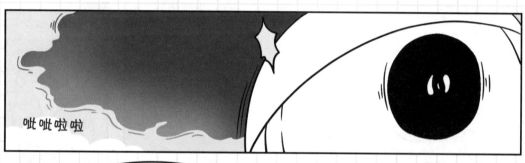

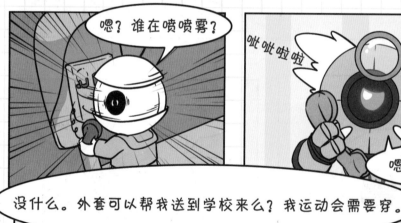

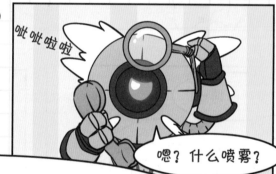

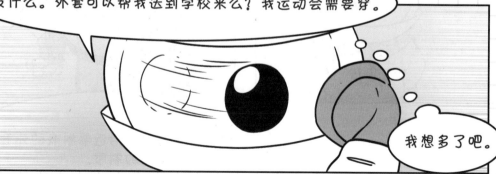

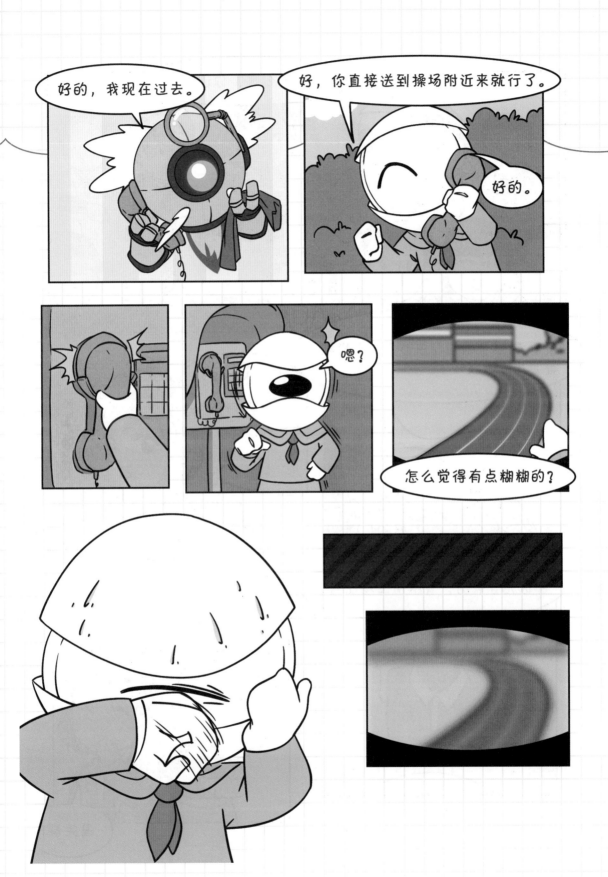

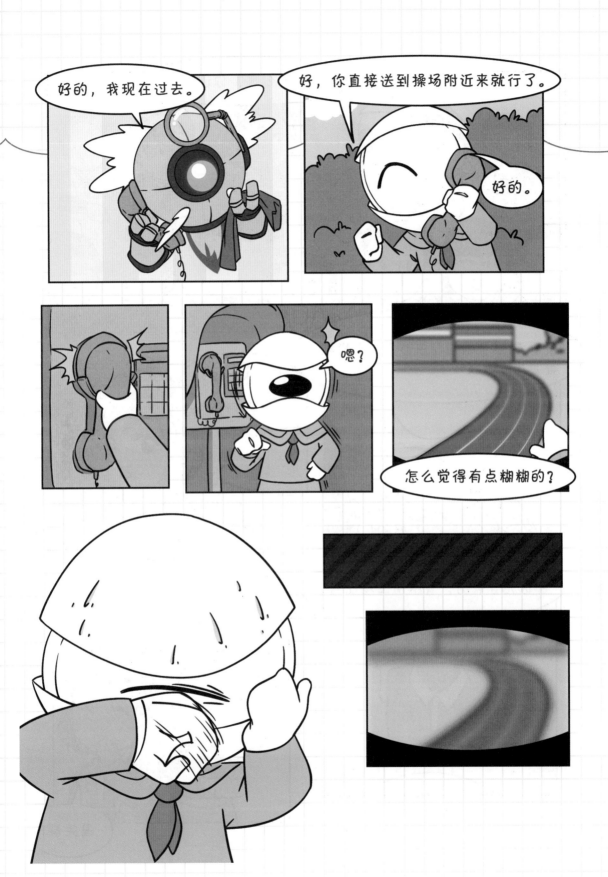

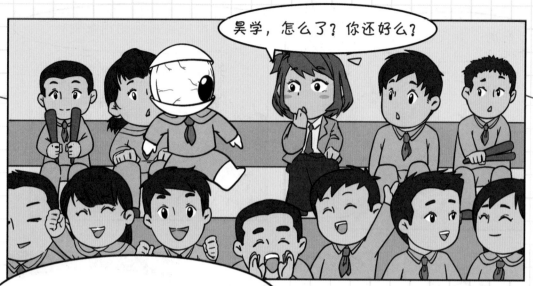

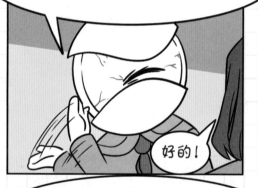

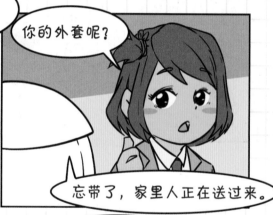

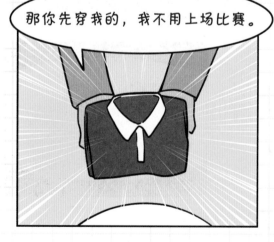

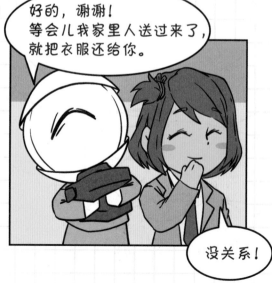

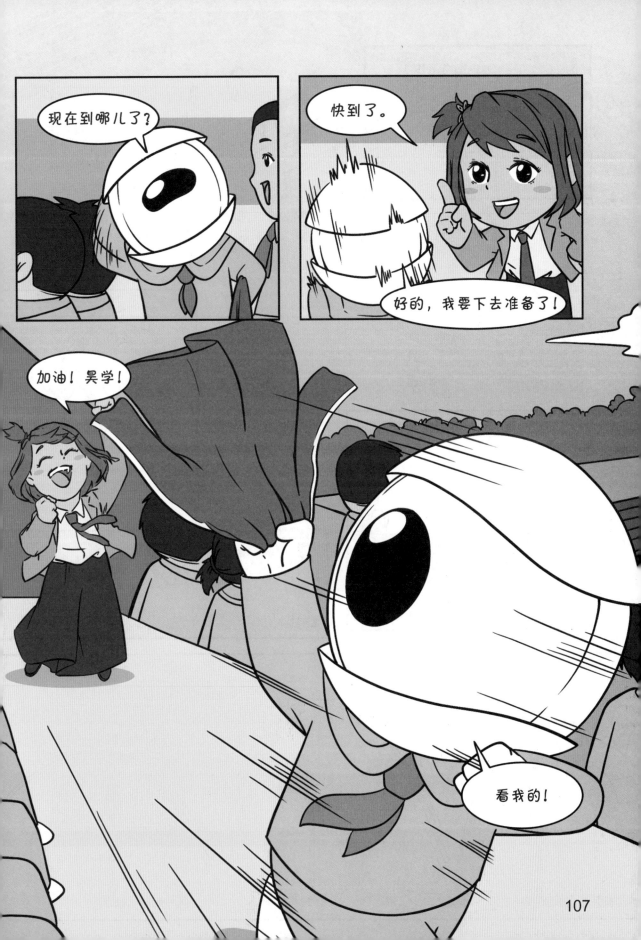

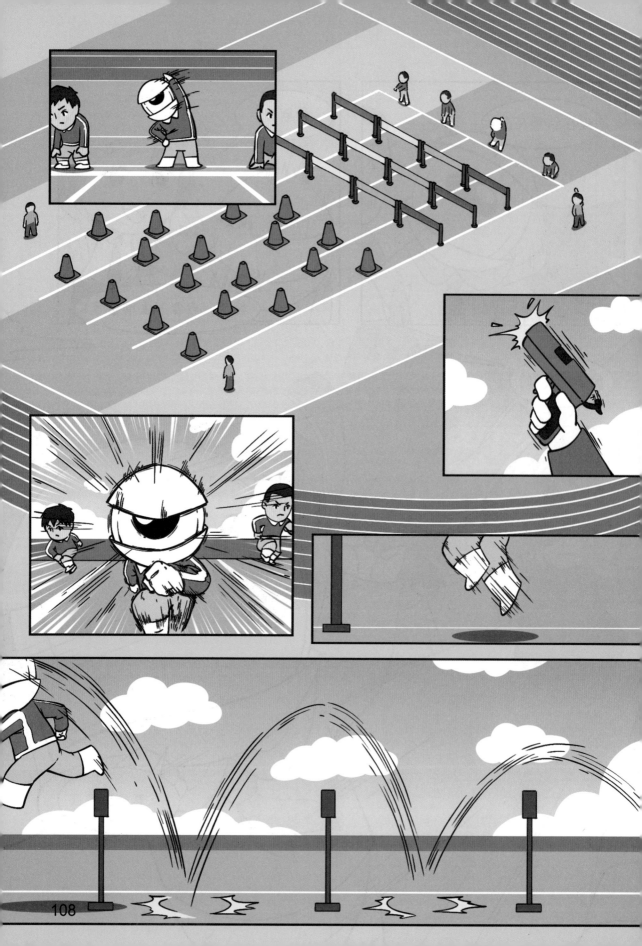

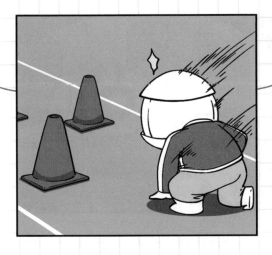
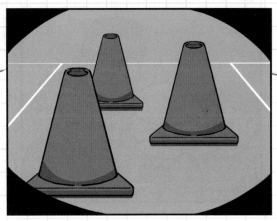
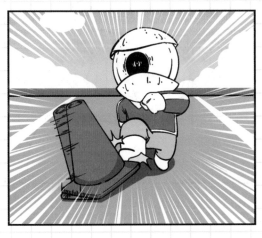
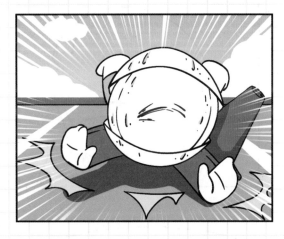
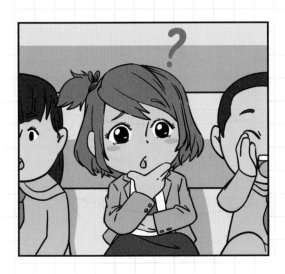
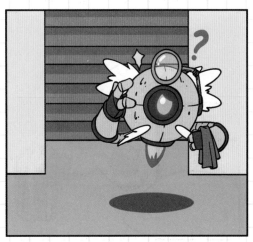

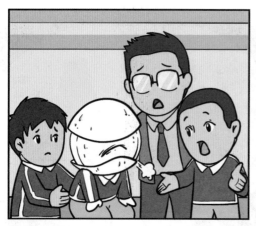

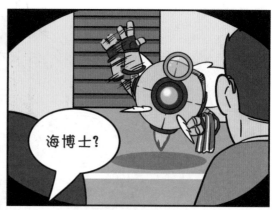

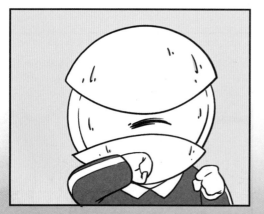

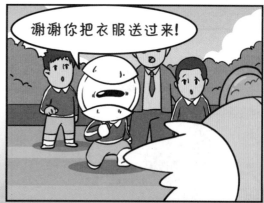

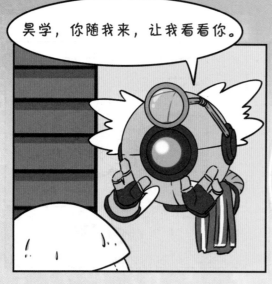

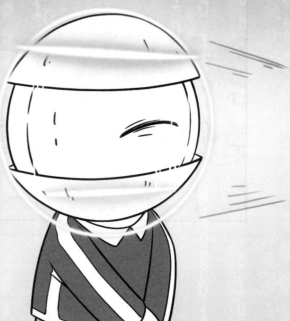

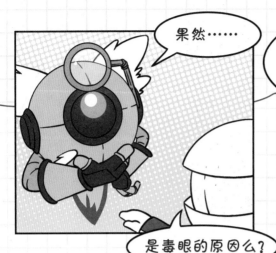

果然……

是的。
昊奇不在，不然可以让他扫描一下，
就能让"病毒"无所遁形了。

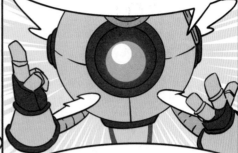

是毒眼的原因么？

昊萌和昊奇有武器，我应该也有吧？

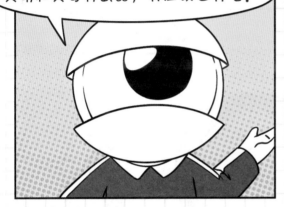

你应该也有的，
只是不知道你的解锁密码是什么。

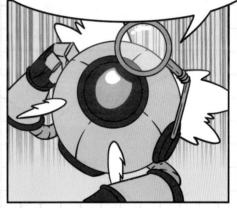

我接下来还有比赛，怎么办？

这个没有，
倒是好像听说过什么，
近视防控……

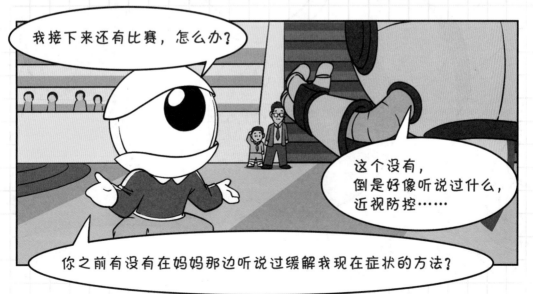

你之前有没有在妈妈那边听说过缓解我现在症状的方法？

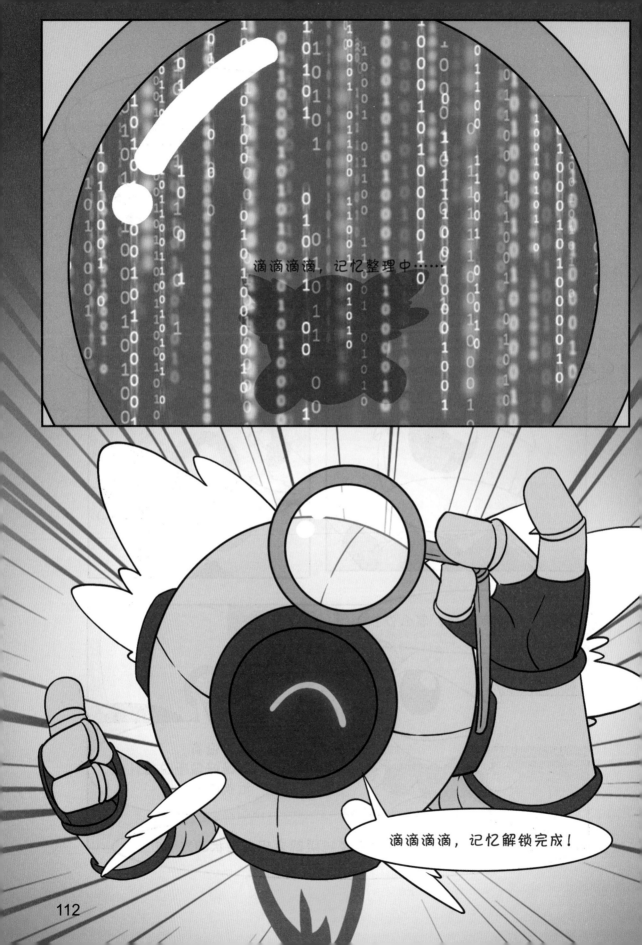

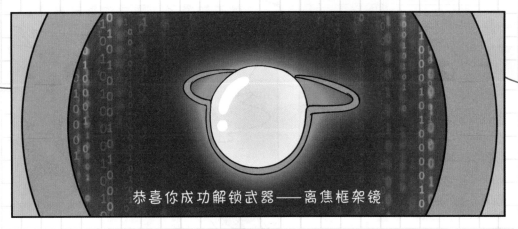

恭喜你成功解锁武器——离焦框架镜

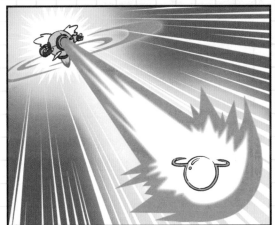

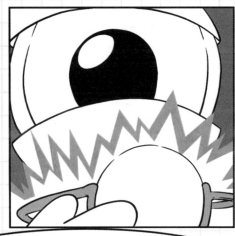

这个是什么？

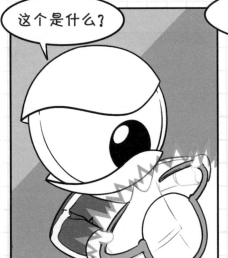

根据我的记忆，这镜片是放在眼镜上的，可以抑制你体内近视"病毒"的发展。

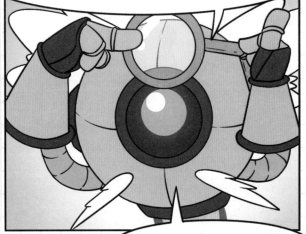

也可以让你看得更清楚。

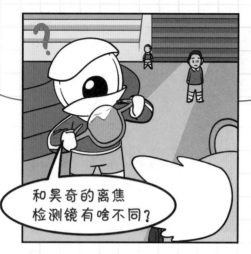

和昊奇的离焦检测镜有啥不同？

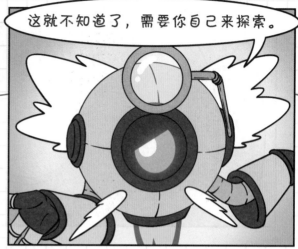

这就不知道了，需要你自己来探索。

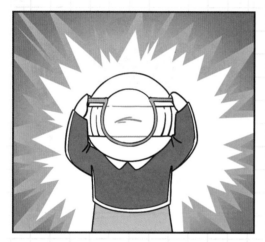

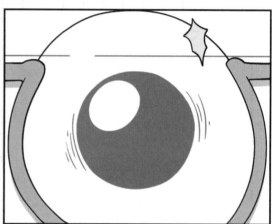

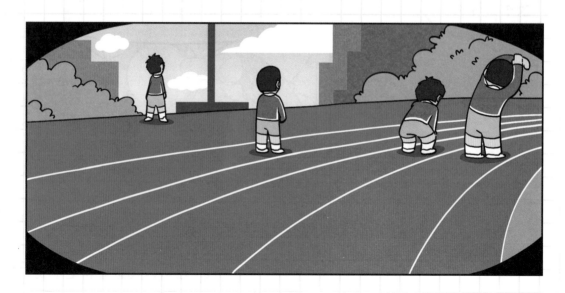

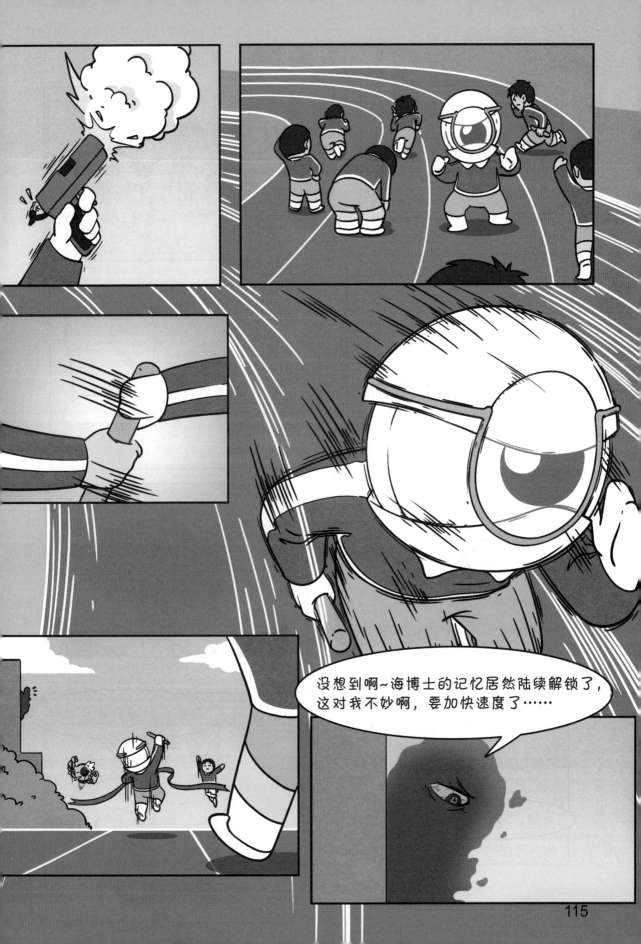

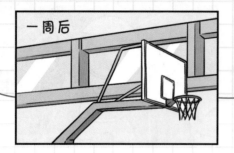

一周后

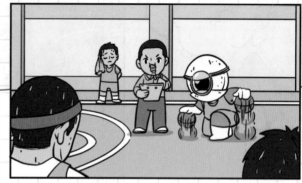

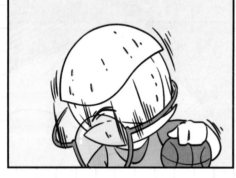

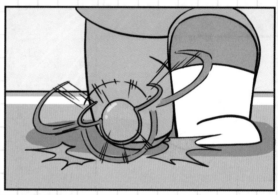

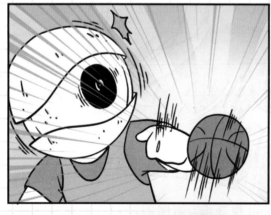

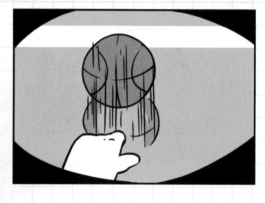

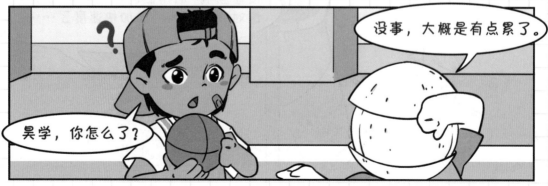

没事，大概是有点累了。

昊学，你怎么了？

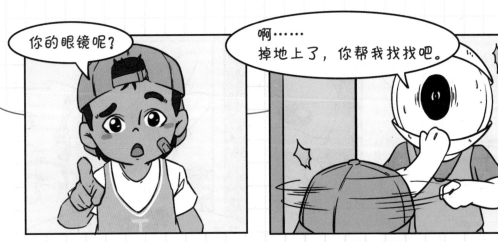

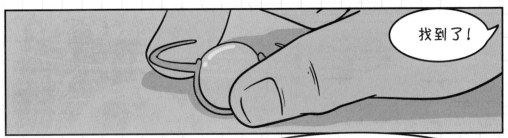

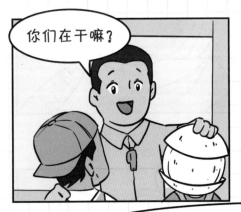

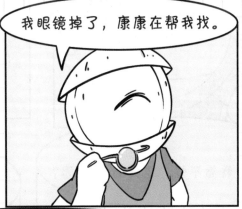

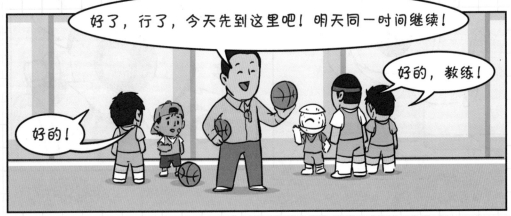

117

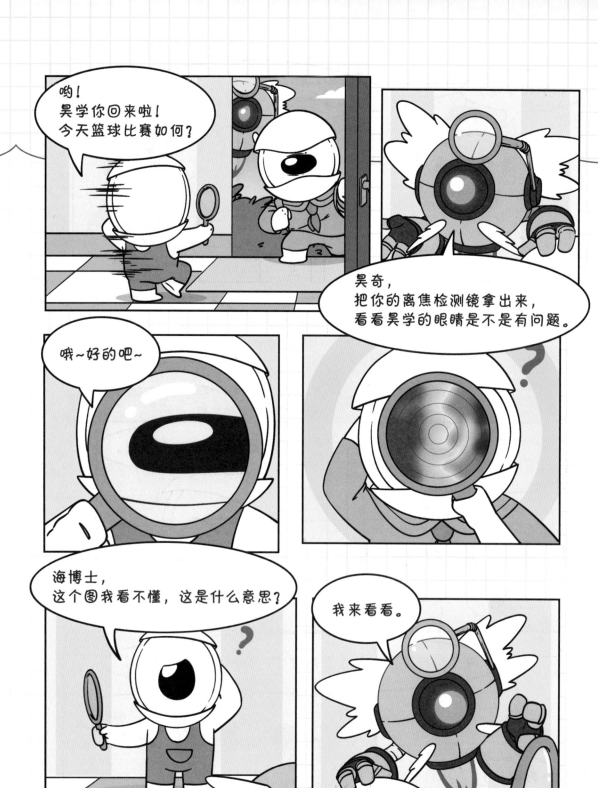

118

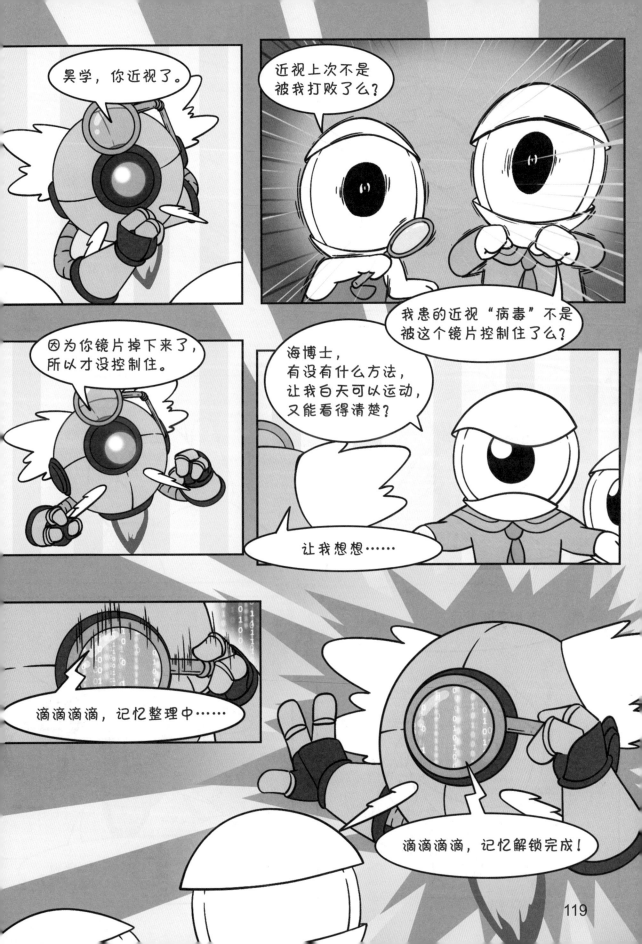

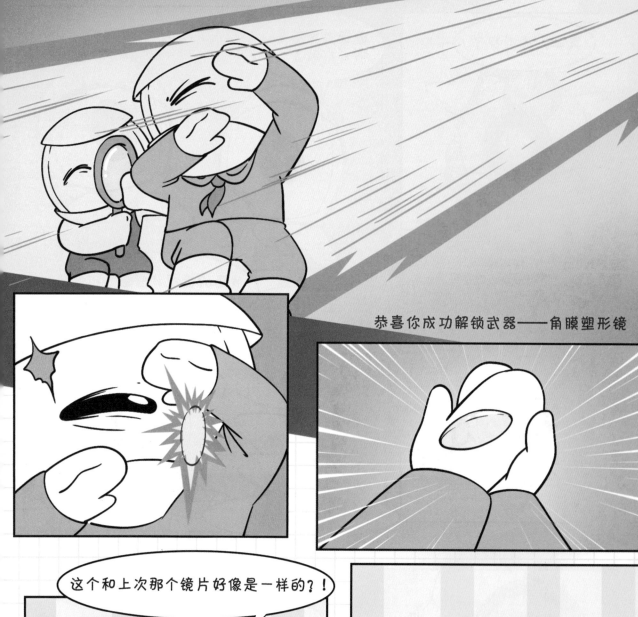

恭喜你成功解锁武器——角膜塑形镜

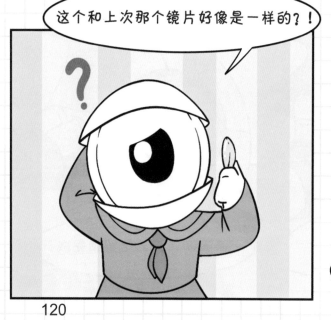

这个和上次那个镜片好像是一样的？！

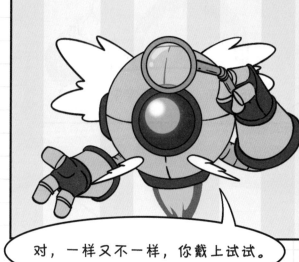

对，一样又不一样，你戴上试试。

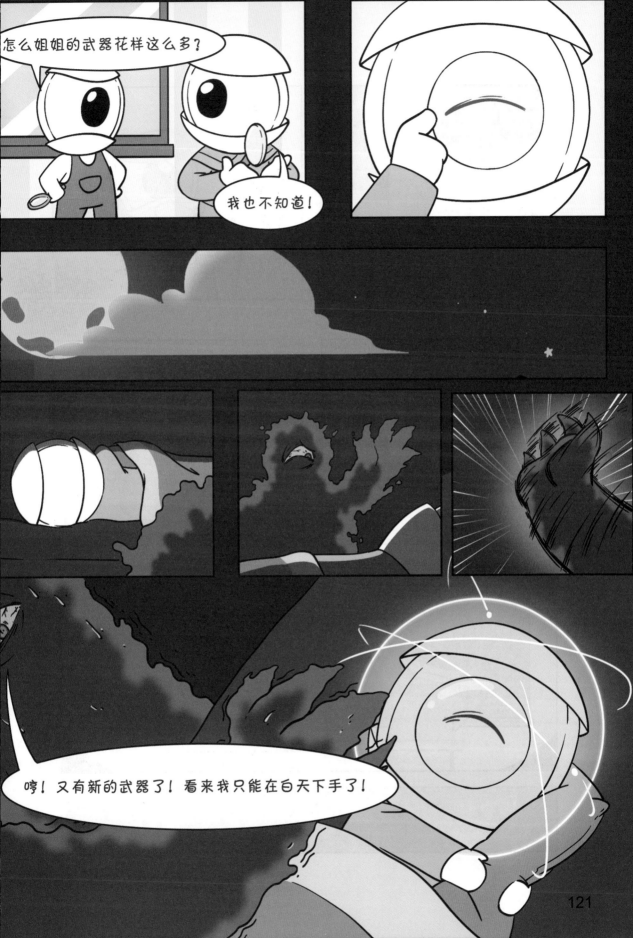

121

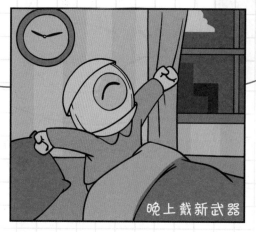

晚上戴新武器

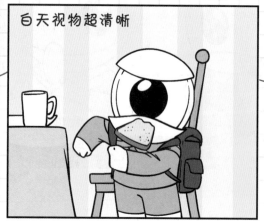

白天视物超清晰

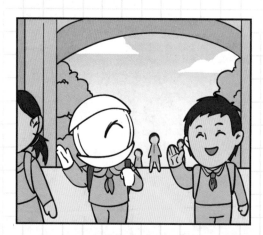

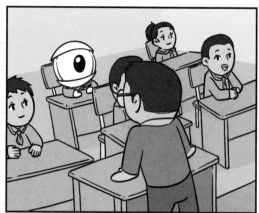

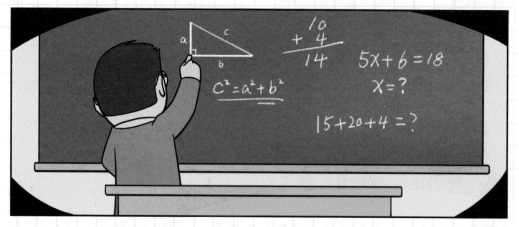

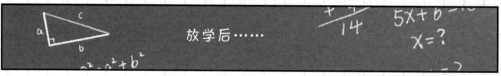

放学后……

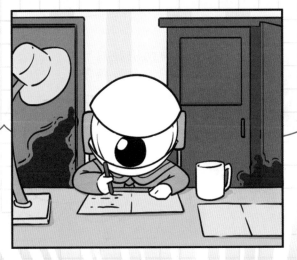

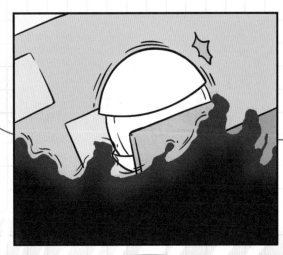

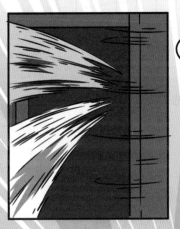

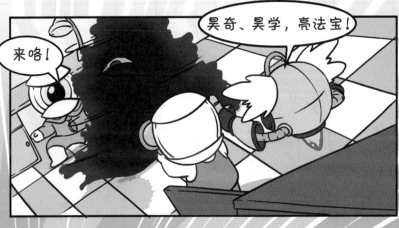

来咯！

昊奇、昊学，亮法宝！

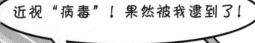
近视"病毒"！果然被我逮到了！

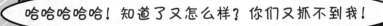
哈哈哈哈哈！知道了又怎么样？你们又抓不到我！

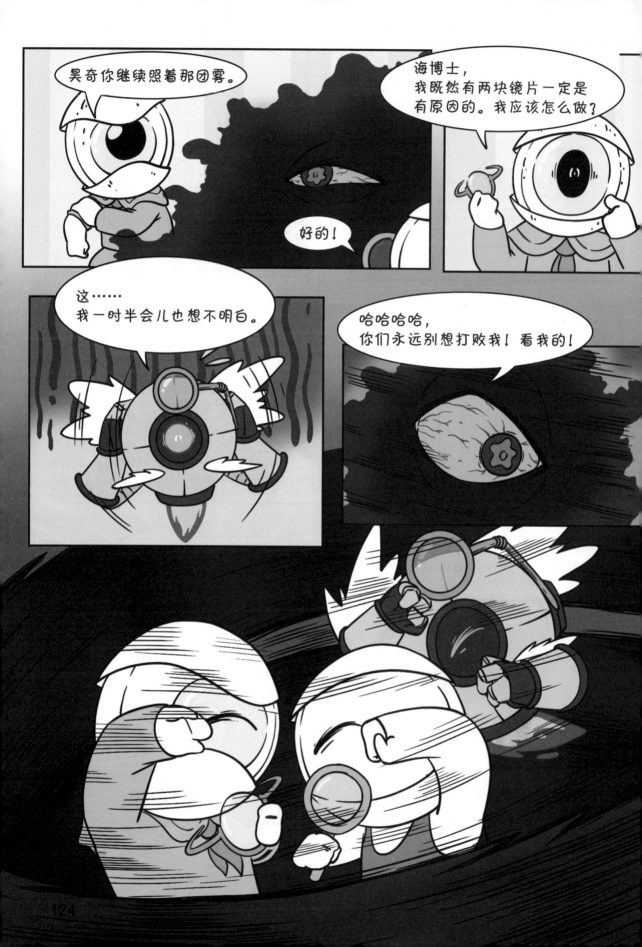

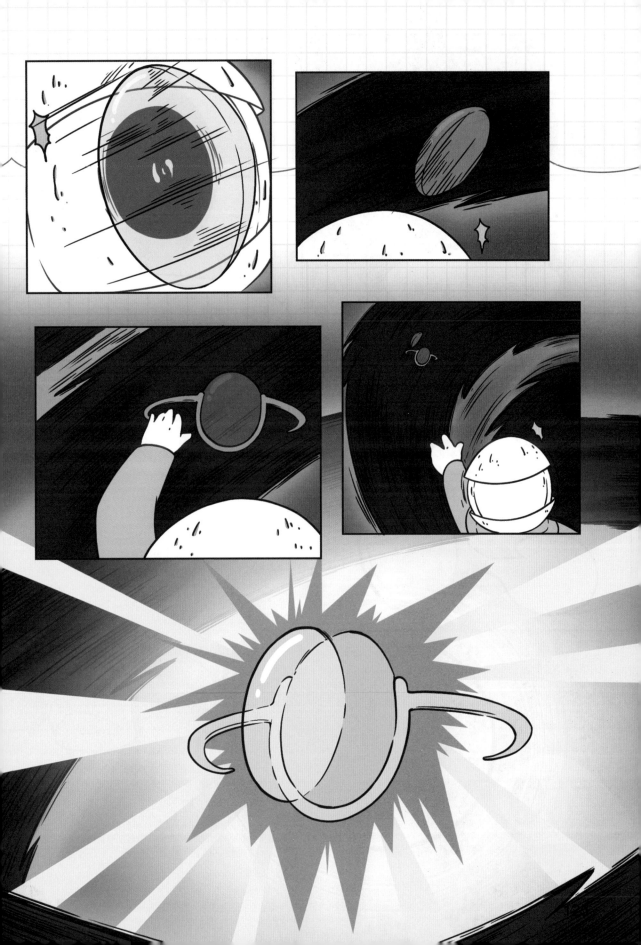

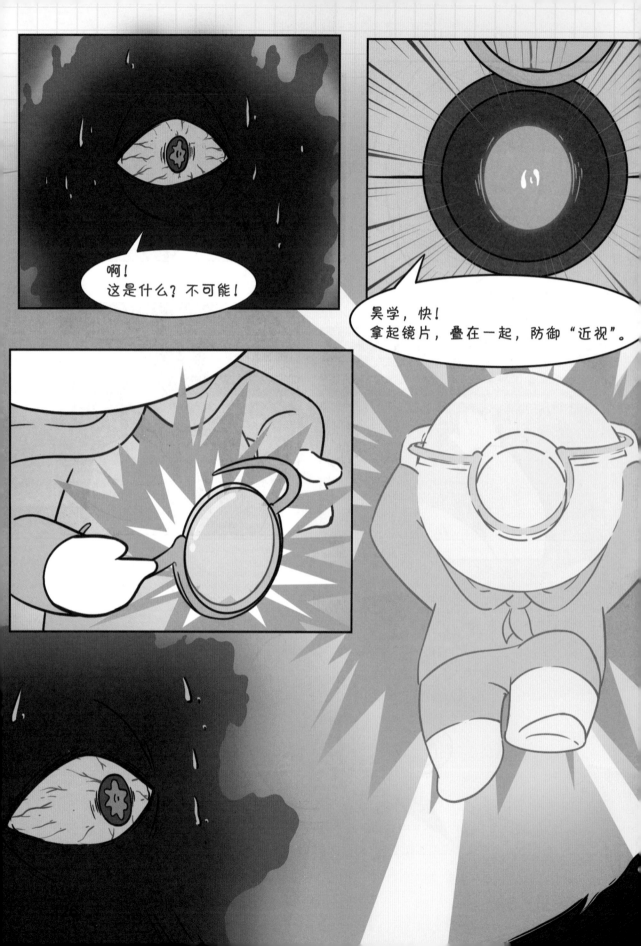

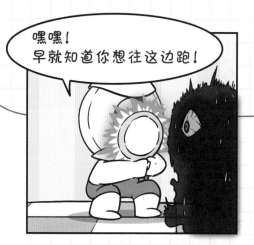

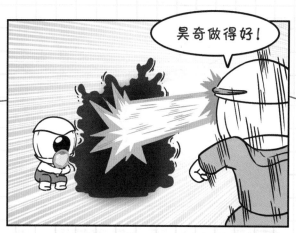

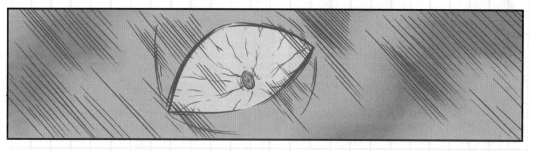

啊啊啊啊啊！ 我不会放过你们的！

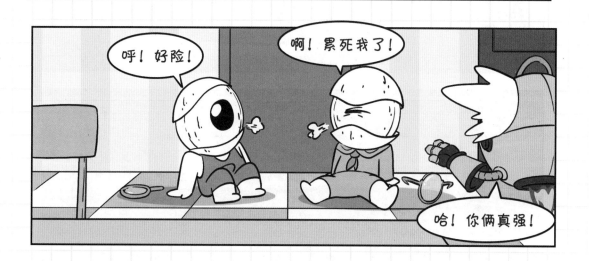

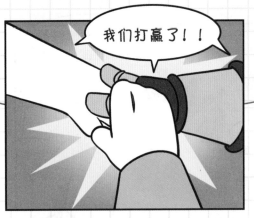

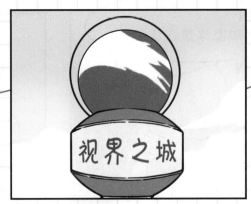

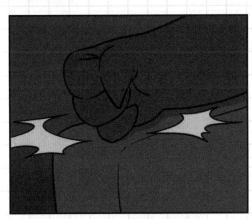

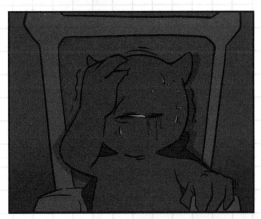

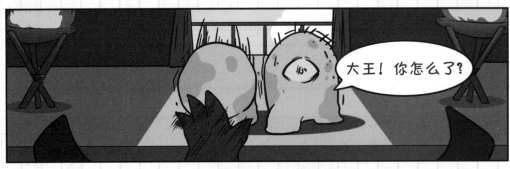

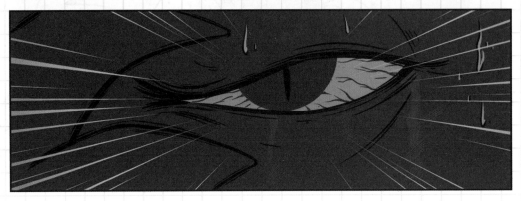

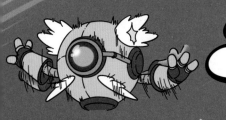

科普时间
近视了？管理妙招早知道

近视，我该用什么来打败你

目前近视防控的方法很多，最好的方法是让小朋友们在还没有近视时多进行户外活动。已近视的小朋友们，要进行光学手段或者药物手段的防控，主要可采用离焦框架镜、离焦软镜、离焦RGP、角膜塑形镜（OK镜）、低浓度阿托品等。

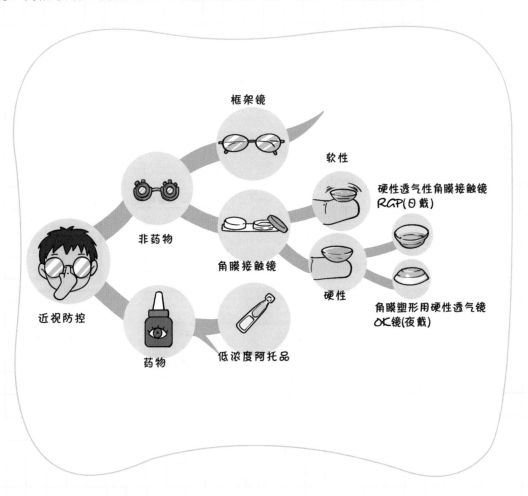

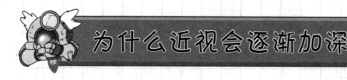

为什么近视会逐渐加深

我们眼球的屈光系统努力地把光线投射到视网膜上，就像小朋友努力把篮球投在篮筐里。视力正常的小朋友都是神射手，可以在整个篮球场范围内，控制力度，把篮球投进。

但有些小朋友长时间只在篮筐跟前投篮（近距离用眼），时间长了力气（调节力）下降，稍微远一点就投不进了，就像近视时，光线只能投射到视网膜前，无法"得分"（看清）。

普通眼镜等于在篮球上加装助推器，帮助力气不够的小朋友投篮，但它只有一挡力道，不可变化。而视网膜很大，相当于篮球场边缘一排好多篮筐，能投进中间篮筐，但是对于两边的篮筐反而用力过猛了，这时敬爱的教练（大脑）看不下去了，将篮筐（周边视网膜）往后面移（眼轴拉长），反而带动中间的篮筐也变远，进入又投不进篮的恶性循环，近视就是这样一步步加深的。

如果眼镜像助推器，有些聪明人就想到把推助器多设几个挡位，给投向中间（远一些的）篮筐的篮球更大的推力，投向旁边（近一些）篮筐的篮球推力小一些，这样教练会认为篮筐的位置都是合适的，就不用再调节距离了。

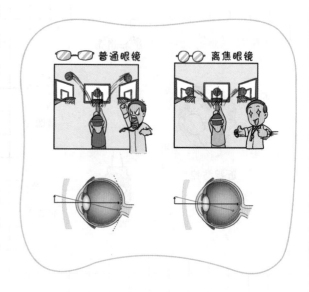

离焦框架镜就是这样，中间部分度数大一些，周边部分度数小一些，这样就能确保各点视网膜都能接受正确的信号，防止眼轴越来越长，也就控制了近视发展。

我们平时接触最多的就是框架镜。看起来平平无奇的框架镜，一旦加上各类离焦设计，便可以起到近视控制的作用。现在市面上有各种各样的离焦设计，包括周边离焦、点状离焦和微柱镜离焦。

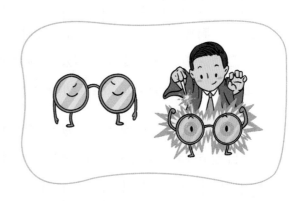

考虑到眼睛视觉最敏感的黄斑中心位于视网膜偏颞侧，所以部分镜片的周边离焦也由最初的对称性离焦设计演变成更符合眼底特点的非对称离焦设计，从而达到最优的视网膜对应。

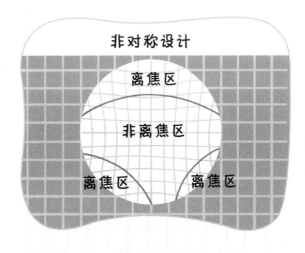

离焦量的选择也更加个性化，从以前的固定离焦发展成可选离焦，医生可根据小朋友自身眼底斜率进行选择，实现近视管理和视觉质量的更佳平衡。

离焦框架眼镜——鼻梁上的近视武器

　　戴上了离焦框架镜，小朋友就可以在自由活动的同时实现有效的近视控制。但是在户外活动之前，一定要让小朋友能够彻底适应离焦眼镜，因为普通离焦眼镜中央光学区比较小，不适合运动，而运动型离焦眼镜光学区比较大，更适合户外活动。

　　和常规的离焦镜片相比，运动型离焦镜片具有中央明视区大、抗冲击和耐刮伤的特点，目前市面上常见的抗冲击镜片材料主要以 PC 材质和 Tribrid 材质为主。Tribrid 材质和 PC 材质相比，抗冲击性更强，更适合小朋友在运动时配戴。

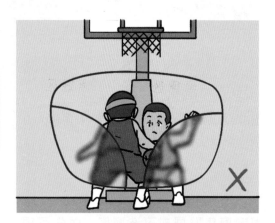
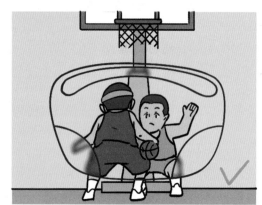

框架眼镜的好伙伴——防蓝光镜片

防蓝光镜片很火，该不该给小朋友用防蓝光镜片呢？让海博士来为大家答疑解惑吧！

蓝光是指波长为 385~505 纳米的可见光。

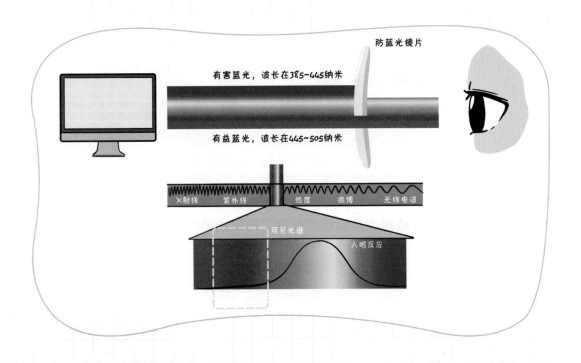

防蓝光镜片

有害蓝光，波长在385~445纳米

有益蓝光，波长在445~505纳米

X射线　紫外线　热度　微博　无线电波

可见光谱　　人眼反应

它有两种截然不同的性格："温和善良"的有益蓝光和"暴躁好动"的有害蓝光。

"温和善良"的蓝光可调节褪黑素和 5- 羟色胺的分泌，帮助我们快速入睡、舒缓情绪，减轻眼睛的负担，缓解眼疲劳。

"暴躁好动"的蓝光属于短波蓝光，它会影响睡眠质量；长期看屏幕会造成眼睛干涩刺痛、畏光流泪。

防蓝光镜片能否预防近视尚无定论，其作用机制也尚不明确，家长可以根据小朋友对防蓝光镜片的使用反馈，来选择是否使用防蓝光镜片。

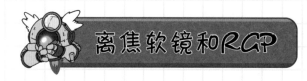

离焦软镜和RGP

离焦软镜和离焦框架镜一样，都在原有的屈光矫正功能上添加了离焦功能，都是近视防控大家族的成员。但与框架镜不同的是，离焦软镜属于角膜接触镜，是大家平时说的"隐形眼镜"。

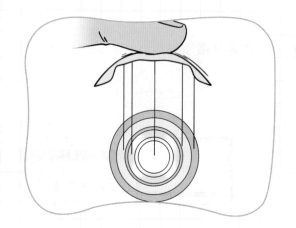

它材料柔软，小朋友戴在眼睛里也很舒服，没有明显的异物感。

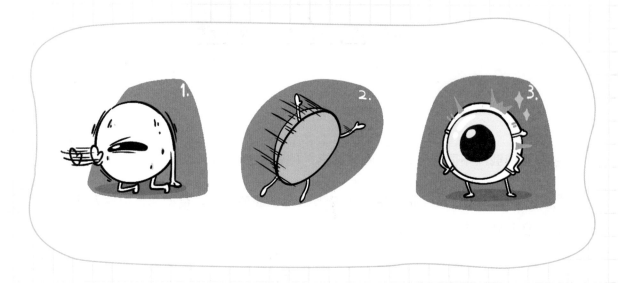

在近视控制的篮球场上同样也能给不同方向的篮球加上不同的推力，从而实现离焦哦。

离焦软镜根据更换周期分为日抛、双周抛、季抛等，可以根据小朋友的需求来选择。

隐形眼镜有软的，也有硬的。硬性隐形眼镜又根据其不同的作用机制和配戴时间，分为日戴型和夜戴型。用于白天配戴的硬性隐形眼镜全名为"硬性透气性角膜接触镜"，但我们一般还是习惯喊它的小名——RGP。

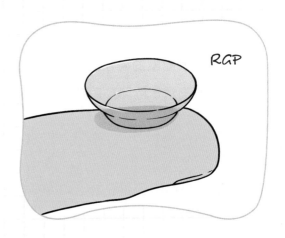

从名字就能看出来，这种隐形眼镜材质既有韧性，又很透气，镜片直径小，眨眼后泪液交换更充分，所以 RGP 也具有"会呼吸的隐形眼镜"的美誉。

RGP 是全方位解决屈光烦恼的光明天使，因为它可以抵抗 ±20.00D 以内的近视和远视的"进攻"。RGP 高透氧的材料能够大大增加氧气的透过量，它不吸水，因而不会和眼睛爆发"泪水争夺大战"，让眼睛的"呼吸"更通畅、更健康。

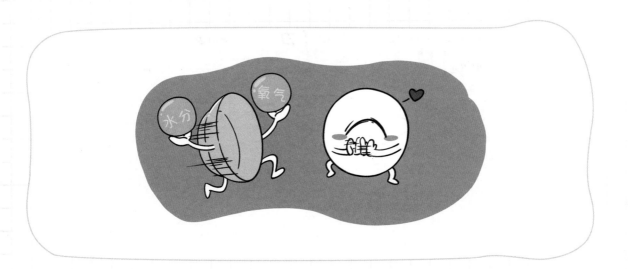

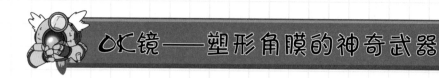
　　用于夜晚配戴的硬性隐形眼镜名叫角膜塑形镜，它也有个小名，叫"OK 镜"，它是一种硬的高透氧的隐形眼镜。

　　OK 镜分两部分，中间部分负责"捏橡皮泥"，周边部分负责瞄准定位。每天晚上睡觉的时候，周边部分会拥抱黑眼球，确保镜片压在正确的地方；中间部分按摩小朋友的眼球，让角膜形状慢慢改变，从原来稍陡峭的角膜中心变平坦（推力更大的助推器），而让角膜旁中心的地方变陡峭起来（也就是推力小一些的助推器）。就这样，OK 镜在睡梦中悄悄达到了"角膜塑形"的目的，让小朋友们白天不戴眼镜，也可以获得清晰视界，而且角膜旁中心的部位可以形成一个高的近视离焦，来抵挡近视敌军对小朋友的侵害。

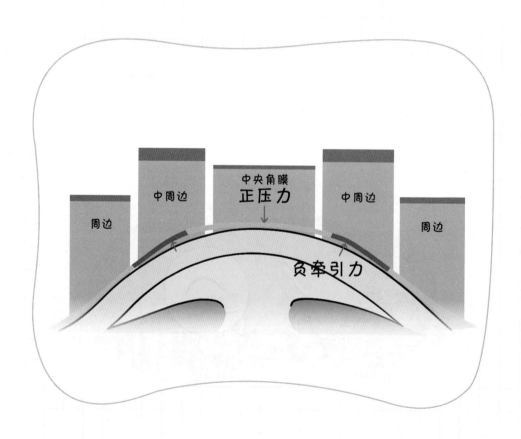

隐形眼镜护理——磨刀不误砍柴工

为了保护眼睛的健康，我们在配戴隐形眼镜之前要认真洗手，勤剪指甲，防止指甲过长划伤镜片。

将镜片取出后用专业的护理液冲洗镜片。

佩戴时根据颜色分清楚左右眼。

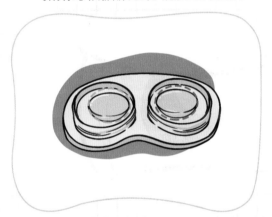

将镜片凹面朝上，滴入润眼液，戴镜的时候眼睛要直视前方，撑开眼睑将镜片贴合在角膜上。

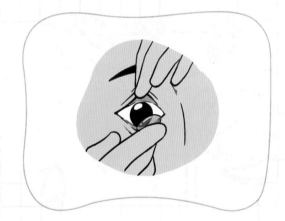

在护理的时候要轻轻地用示指（无名指）在镜片上画"8"字清洗。

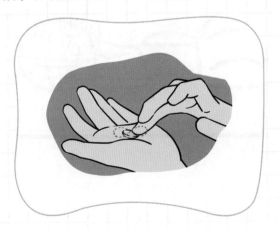

按时护理镜片才能减少镜片上的沉淀物，让戴镜更舒适。

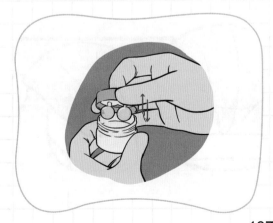

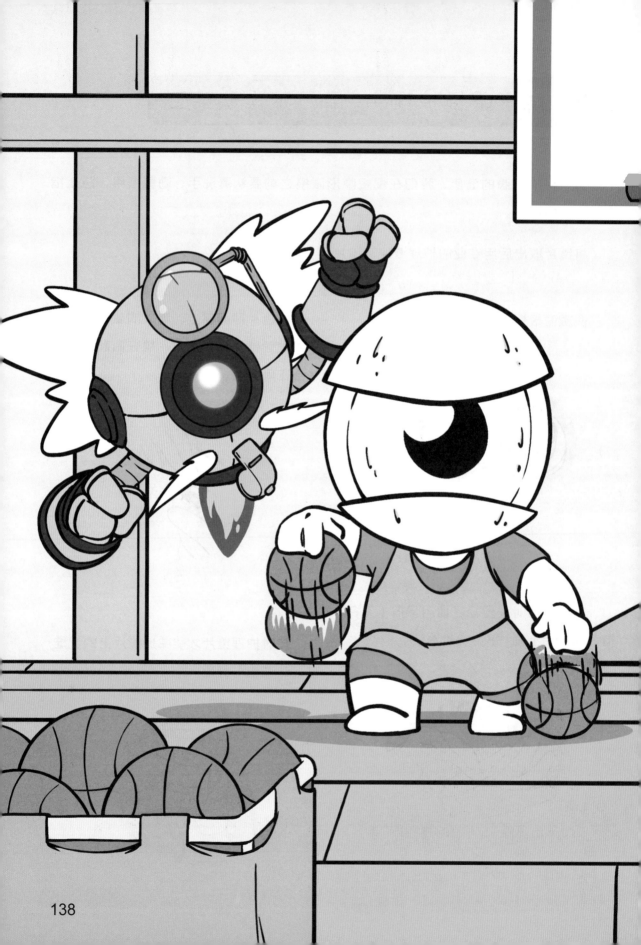

专家点评——孙兴怀教授

　　"毒眼"也在分析他们侵袭失败的原因，并不断制订新的攻击方案。亮仔家族的老大昊学，是一个特别像男孩子的女孩，爱运动，有一些争强好胜。在学校运动会中，昊学报名了几个项目，结果在障碍赛时她感觉眼前有一点模糊，碰撞了一些障碍物，自以为是太累了。此时，海博士给她送忘在家中的外套，通过解码分析发现眼睛不舒服的昊学体内已被近视"病毒"侵入。海博士通过搜索百宝箱，找到了抑制近视"病毒"的办法——矫正近视，而且还有白天的和晚上的不同方法，使得近视"病毒"不再继续发展。

　　眼睛一旦近视，看稍远一些的物体就不那么清晰了。人们尽管可以借助戴眼镜来提高视力，但近视还是会给生活、学习、运动带来各种不便，就像昊学那样。小朋友们还是不近视好。

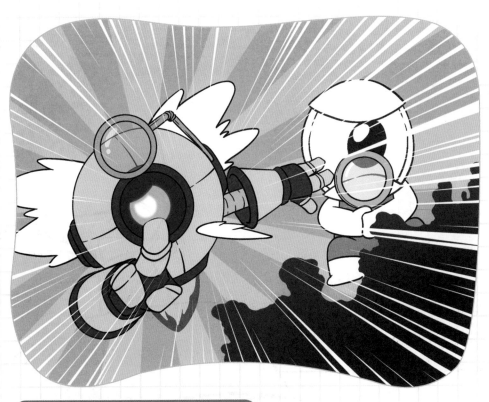

🌙 漫画看累啦，可以休息一会儿

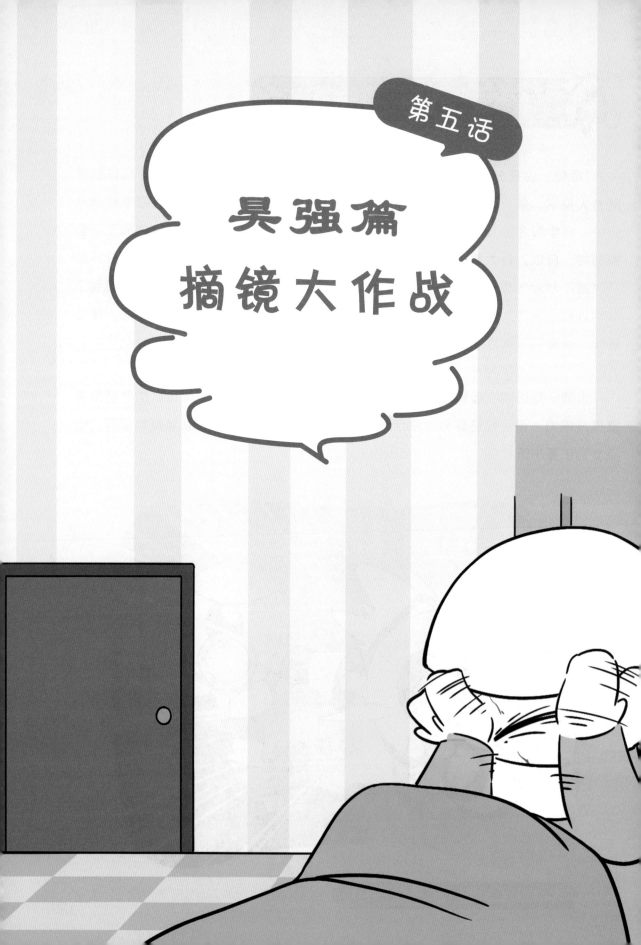

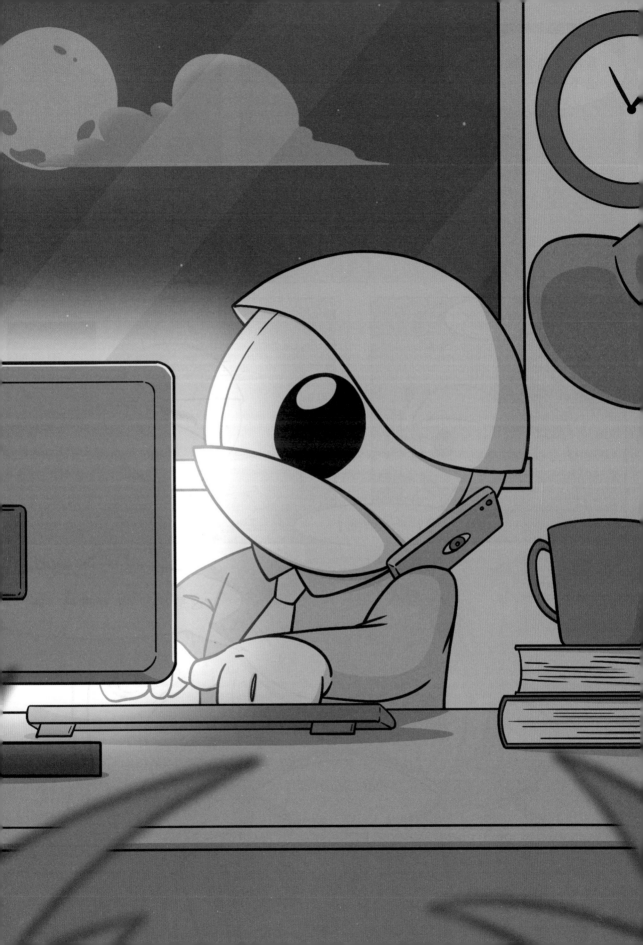

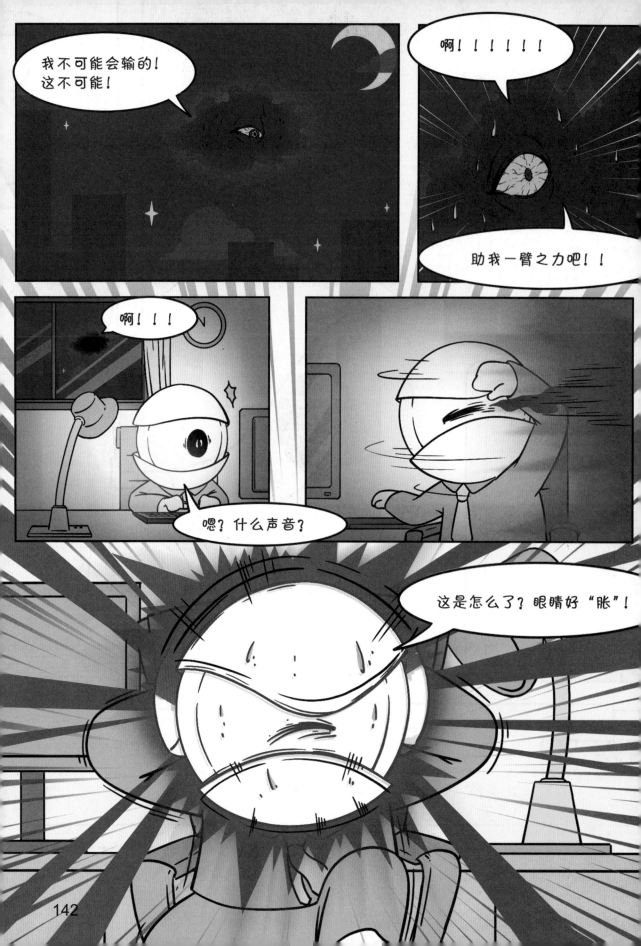

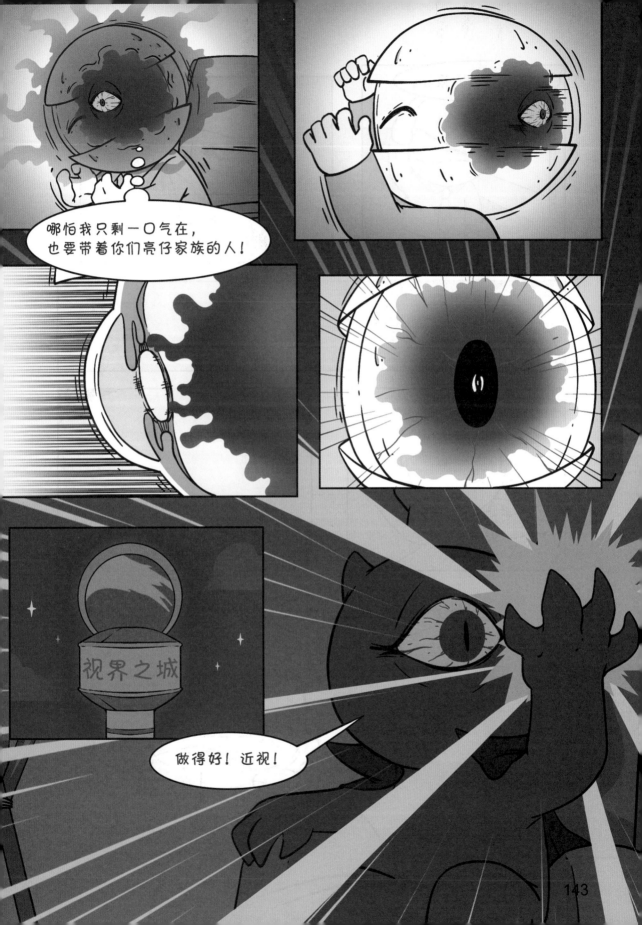

哪怕我只剩一口气在，
也要带着你们亮仔家族的人！

视界之城

做得好！近视！

143

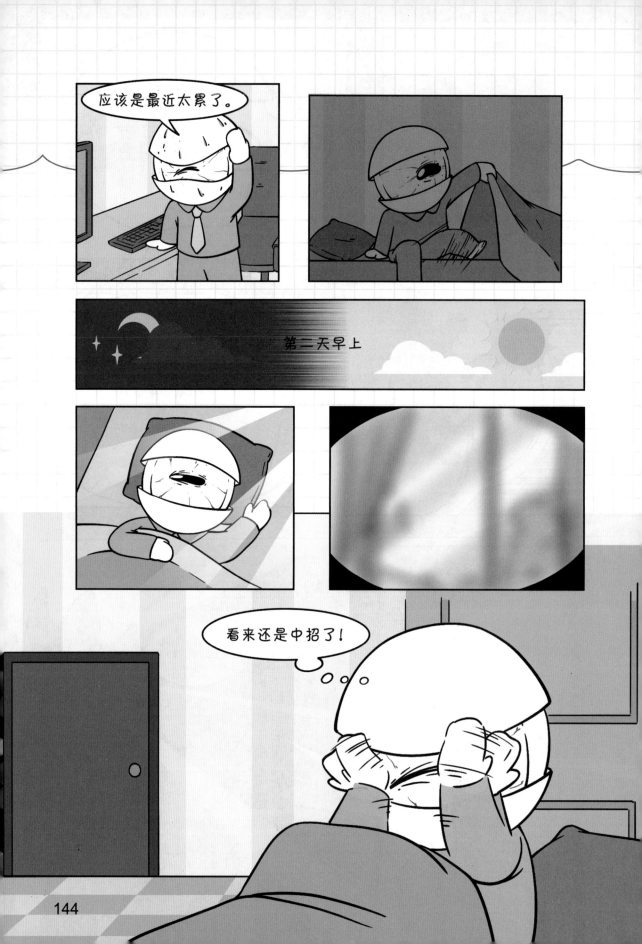

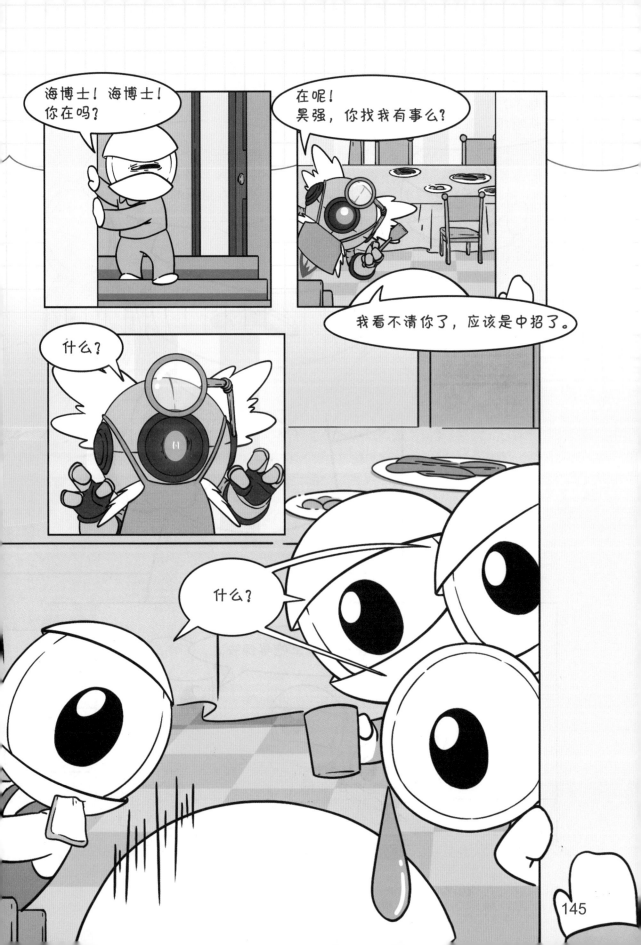

145

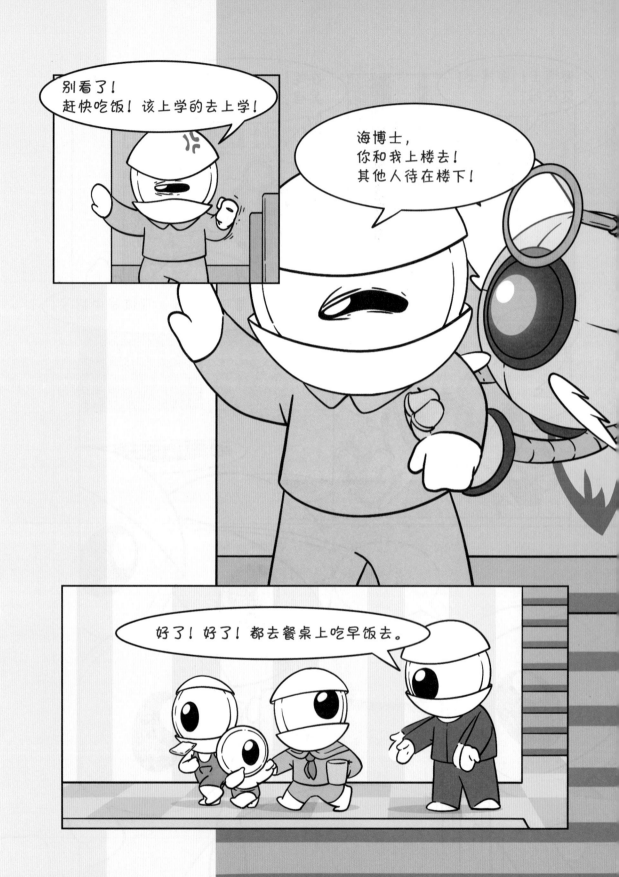

146

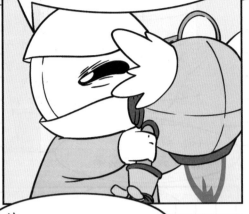

海博士，
我知道你的记忆已经解锁很多了，
告诉我现在我应该怎么办？

你和那几个孩子的情况不一样，
先戴眼镜吧！我想想办法。

这……
我还有其他选择么？

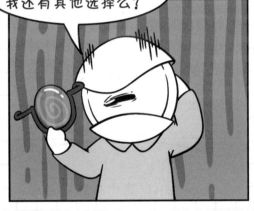

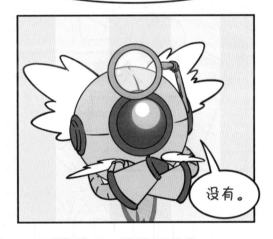

没有。

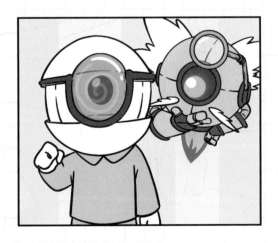

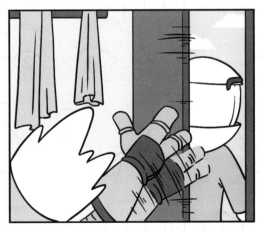

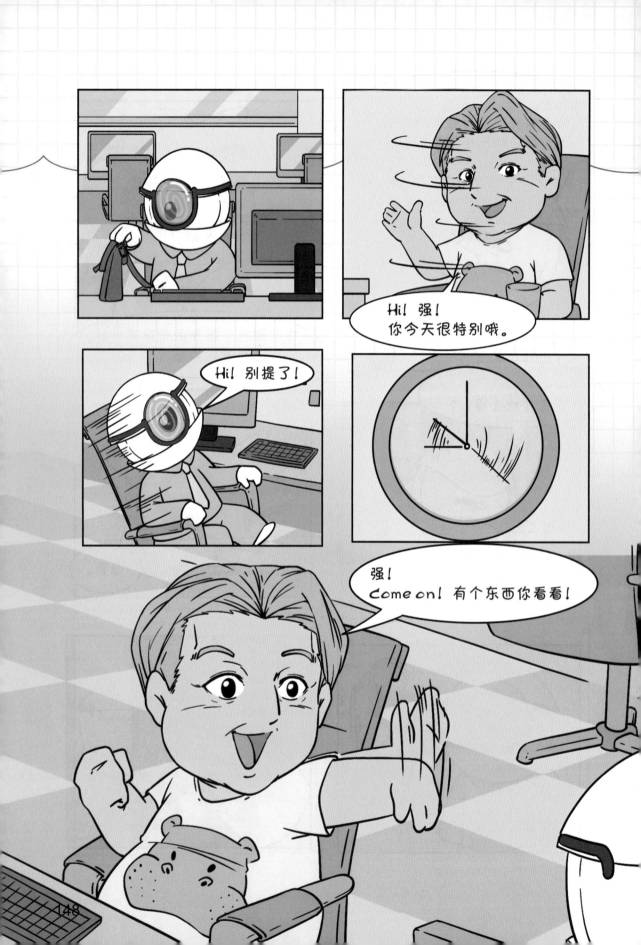

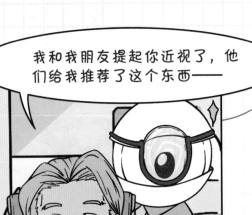

我和我朋友提起你近视了，他们给我推荐了这个东西——

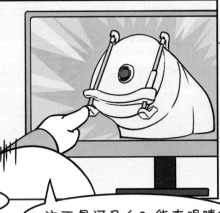

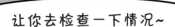

让你去检查一下情况~

这不是河马么？能查眼睛？

河马？HIPPO？啊~是和我的衣服图案一样，但是不是河马哦~

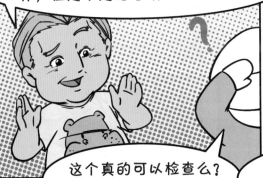

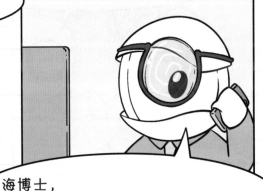

这个真的可以检查么？我打个电话问问。

海博士，我同事给我推荐了一个仪器让我查查。

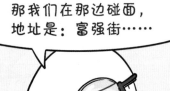

哦？我和你一起去看看吧！

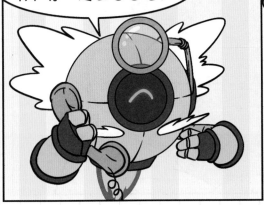

那我们在那边碰面，地址是：富强街……

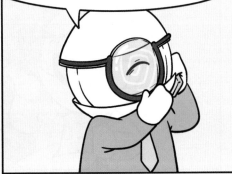

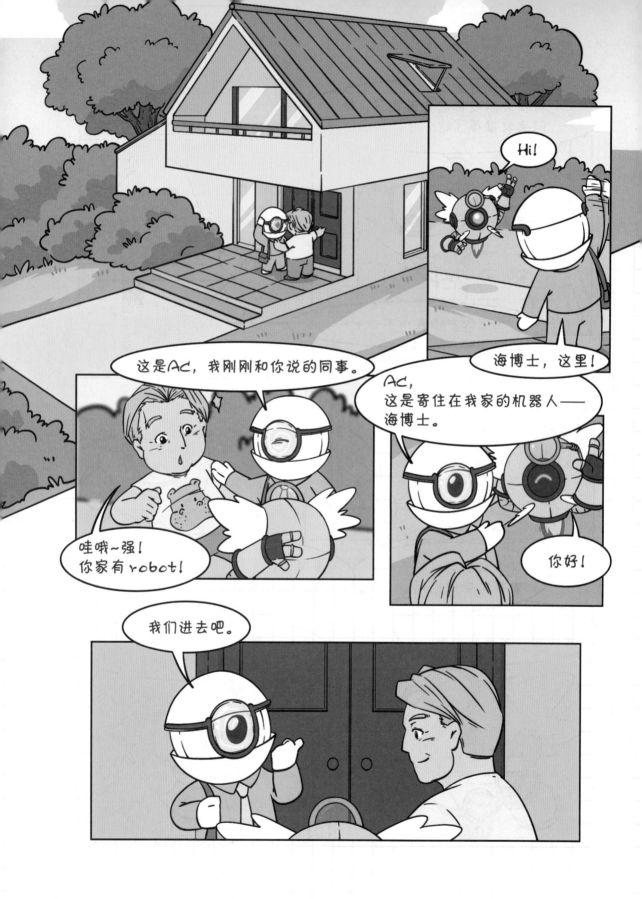

150

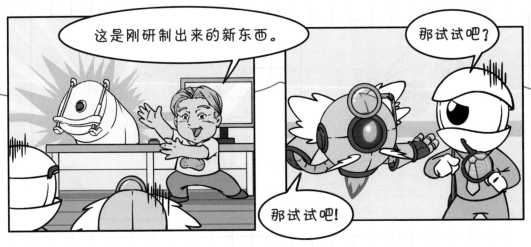

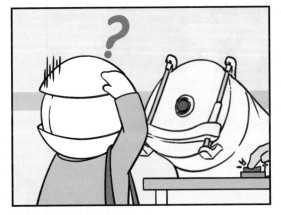

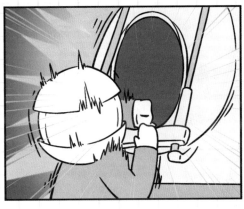

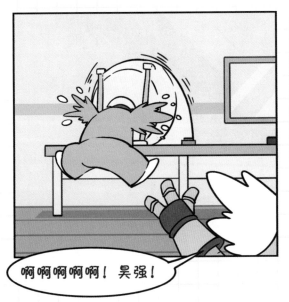

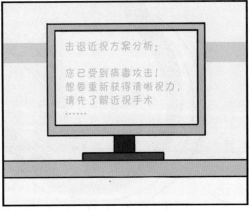

151

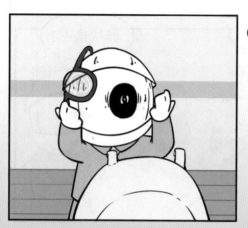

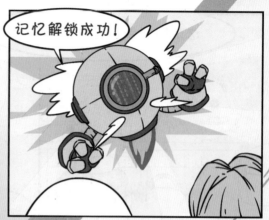

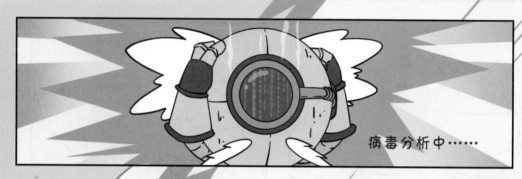

病毒解析成功！

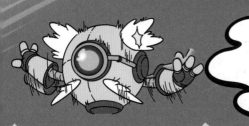

近视攻坚战——近视手术

近视是"毒眼"的秘密武器，让我们的亲人、朋友成为"四眼君"；而且近视一旦产生将不能治愈，所以我们不能允许"毒眼"继续为祸人间。

近视虽不能治愈，但可以通过手术来矫正度数。

近视手术矫正方式从大类上可分为角膜屈光手术和晶体植入手术。其中，角膜屈光手术又分为表层角膜屈光手术和板层角膜屈光手术。由于板层手术保留了角膜表层组织，术后恢复快，手术体验好，临床上运用更多，大家熟知的术式包括半飞秒手术、全飞秒手术等。而晶体植入手术根据使用的晶体不同，可分为 PRL* 植入术和 ICL** 植入术。

手术方式的选择，需要结合年龄、近视度数、散光、工作 / 生活需求等情况来定。

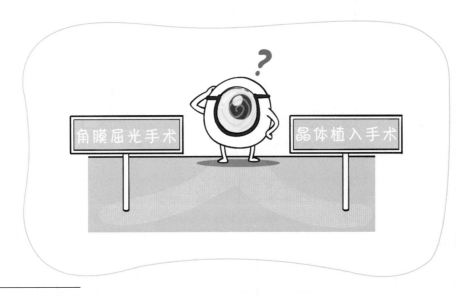

---

*PRL：全称 posterior chamber-phakic refractive lens，指有晶状体眼后房屈光晶状体。

**ICL：全称 implantable collamer lens，指有晶状体眼后房型人工晶状体。

角膜屈光手术——角膜即"眼镜"

角膜屈光手术可应对 1 200 度以内的近视，用先进的激光技术做雕刻刀，在角膜上切削出适合我们近视度数的镜片，把近视度数抵消掉，这样我们就不用戴框架眼镜了。因为在角膜上做文章，角膜屈光手术对角膜厚度是有要求的。

如下图所示，将角膜比作一个西瓜，可以通过图片和文字一起帮助我们理解角膜屈光手术。

表层手术用技术去除角膜顶部组织，再用准分子激光对角膜下面的组织（基质层）进行切削，改变角膜形态。

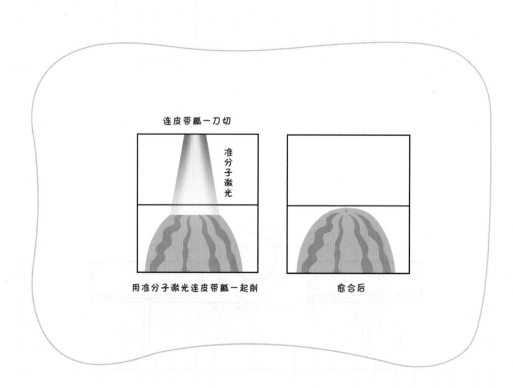

板层手术则选择保留角膜顶部组织，其中最常见的术式包括半飞秒手术（准分子激光原位角膜磨镶术，LASIK）和全飞秒手术（微小切口基质透镜切除术，SMILE）。

半飞秒手术中，飞秒激光在角膜上制作一个带蒂的角膜盖（角膜瓣），掀开角膜盖后在暴露的角膜上（基质层）进行准分子激光切削，完成后再将盖子合上。

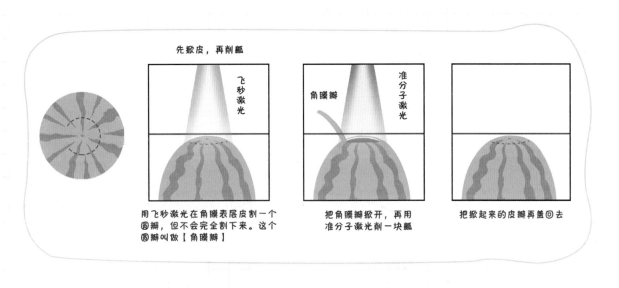

先掀皮，再削瓤

飞秒激光

角膜瓣　准分子激光

用飞秒激光在角膜表层皮割一个圆瓣，但不会完全割下来。这个圆瓣叫做【角膜瓣】

把角膜瓣掀开，再用准分子激光削一块瓤

把掀起来的皮瓣再盖回去

全飞秒手术是通过飞秒激光在角膜组织内部（基质层）制作一个微小透镜，它的形状和厚度依据近视度数确定，然后通过一个微小切口将透镜取出，即完成手术。

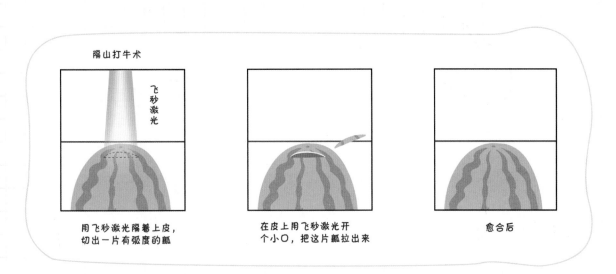

隔山打牛术

飞秒激光

用飞秒激光隔着上皮，切出一片有弧度的瓤

在皮上用飞秒激光开个小口，把这片瓤拉出来

愈合后

晶体植入手术——"眼镜"植入眼内

晶体植入手术先在角膜边缘做一个微创切口,再将人工晶状体植入到眼内。这相当于将眼镜缩小,并制作成柔软的镜片放置眼内。晶体植入手术可矫正 50~3 000 度的近视,假如以后不需要了,还可以再取出,无需切削角膜。

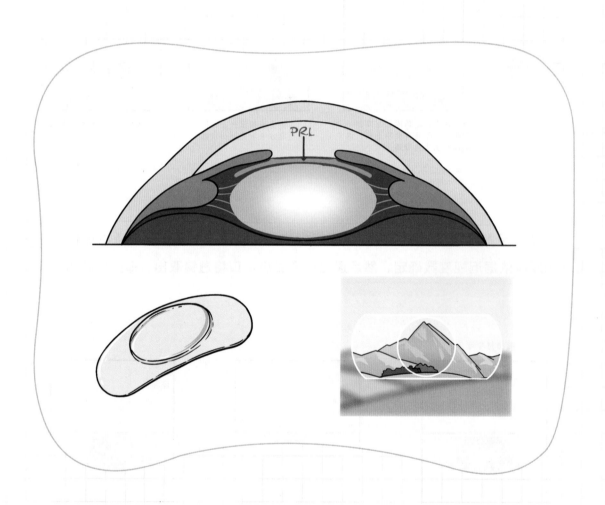

晶体植入手术流程——给我一首歌的时间

晶体植入手术流程很简单，全程 3~5 分钟，大约是一首歌的时间。

第一步：术前检查

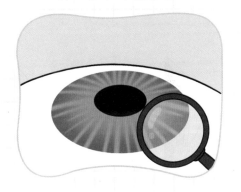

第二步：手术准备

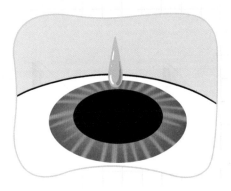

第三步：植入晶体

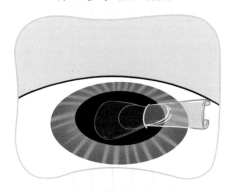

第四步：调节晶体位置

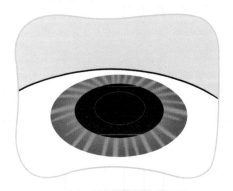

第五步：术中检查

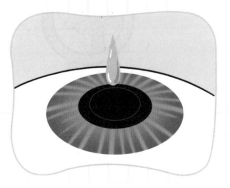

第六步：术后复查

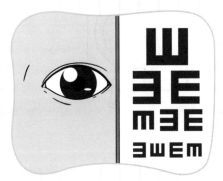

晶体植入手术流程——给我一首歌的时间

本质上，矫正近视其实就是给眼睛增加一个凹透镜（缩小镜或者负透镜）。这个透镜放在眼睛前就是框架镜，放在眼睛表面就是隐形眼镜或者 OK 镜，刻在角膜里面就是激光手术，植入到眼睛内部就是屈光晶体植入术。

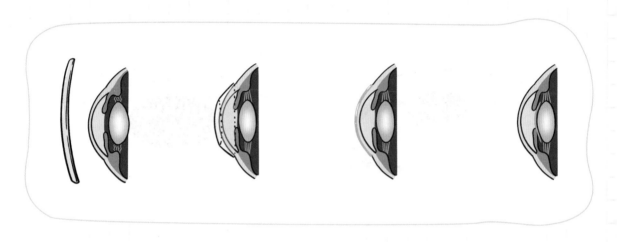

当然，就像放大镜距离纸面不同距离，放大倍数不一样，透镜也因为它所处的位置不同，需要调整不同的度数，才能实现同样的效果。

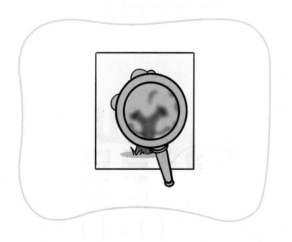

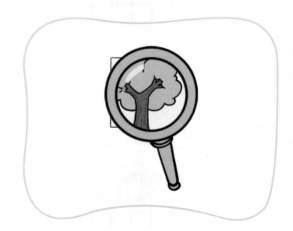

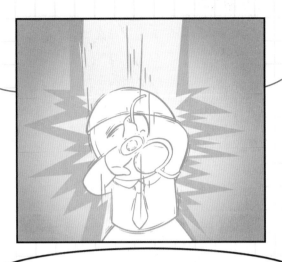

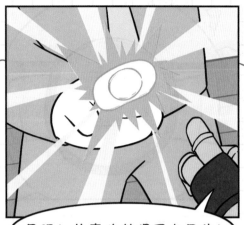

吴强！恭喜你获得屈光晶体！

这个像创可贴一样的东西是我的"武器"么？

是的！
近视已经改变了你的眼睛情况。

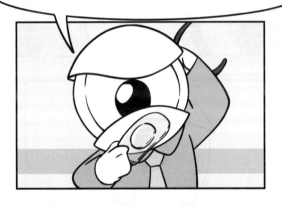

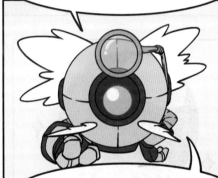

这个武器是目前唯一能够拯救你近视的方法了！

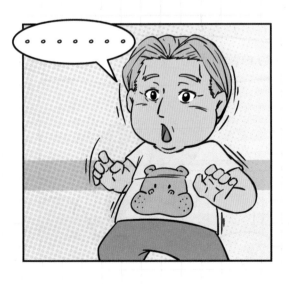

· · · · · ·

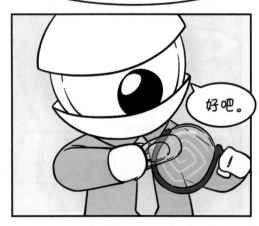

好吧。

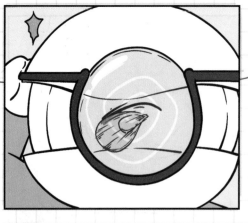

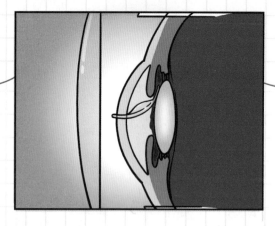

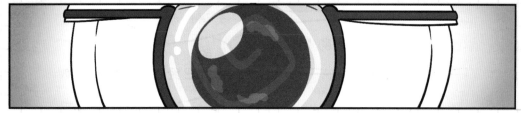

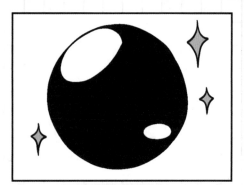

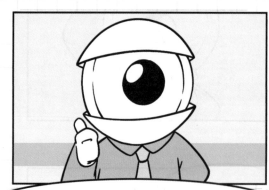

让白内障大军出发吧！一个都不留！

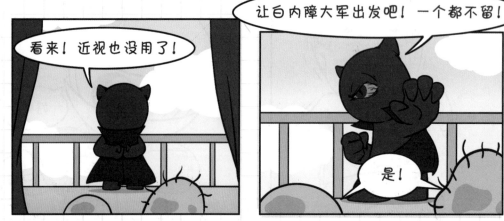

看来！近视也没用了！

是！

亮仔家族的爸爸昊强也被近视"病毒"侵犯，只好戴上了眼镜。因为工作忙用眼多，戴眼镜让他很是苦恼。昊强听到同事说出现了新的解救近视的办法，便找到海博士寻求建议。这新方法原来是国际上的新成果，可以通过手术来解决近视戴眼镜的问题。海博士打开百宝箱，解析了应对近视的手术：激光角膜矫治和眼内晶体植入术（也就是眼内镜片植入），昊强由此终于摆脱了戴眼镜的烦恼。

科学技术不断发展，也给近视的朋友们带来更多的选择，可以通过手术将"眼镜"转变至眼睛的表面，或"放入"眼睛的内部，就像没有戴眼镜一样方便。但这些高科技的手术不是每个人都能做，它有适应证，要求患者到成年以后，并且近视度数稳定两年以上，还要通过各种专业检查来确定。特别是小朋友们，是不可以做这些手术的，因为你们的眼睛还在发育过程中。

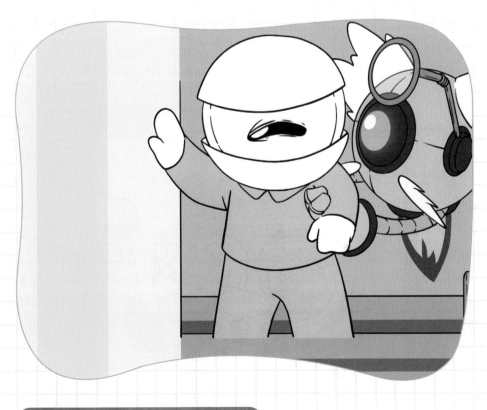

🌙 漫画看累啦，可以休息一会儿

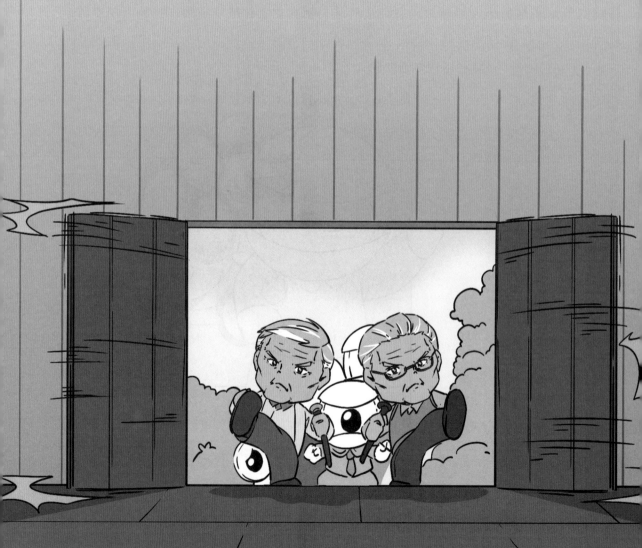

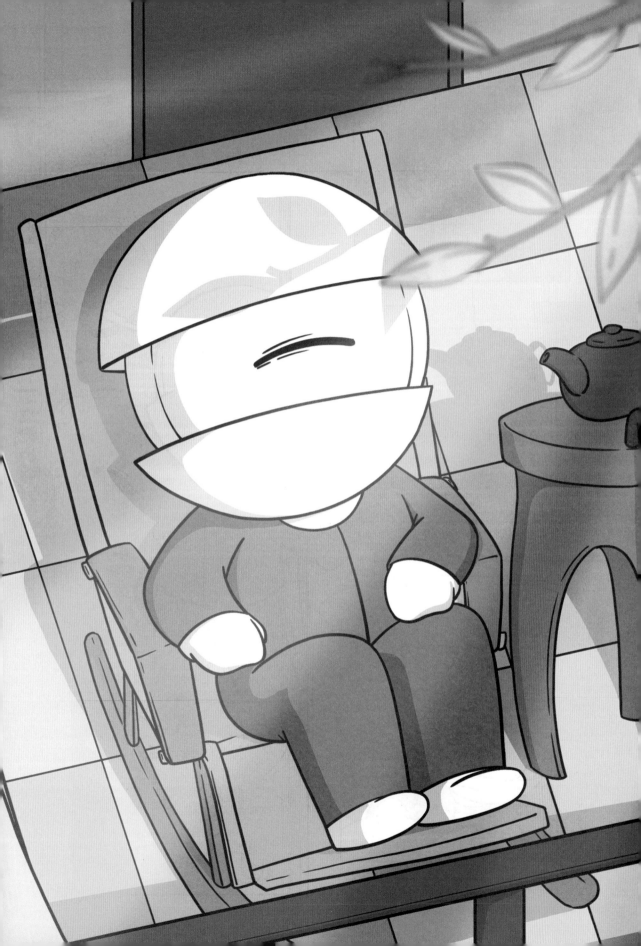

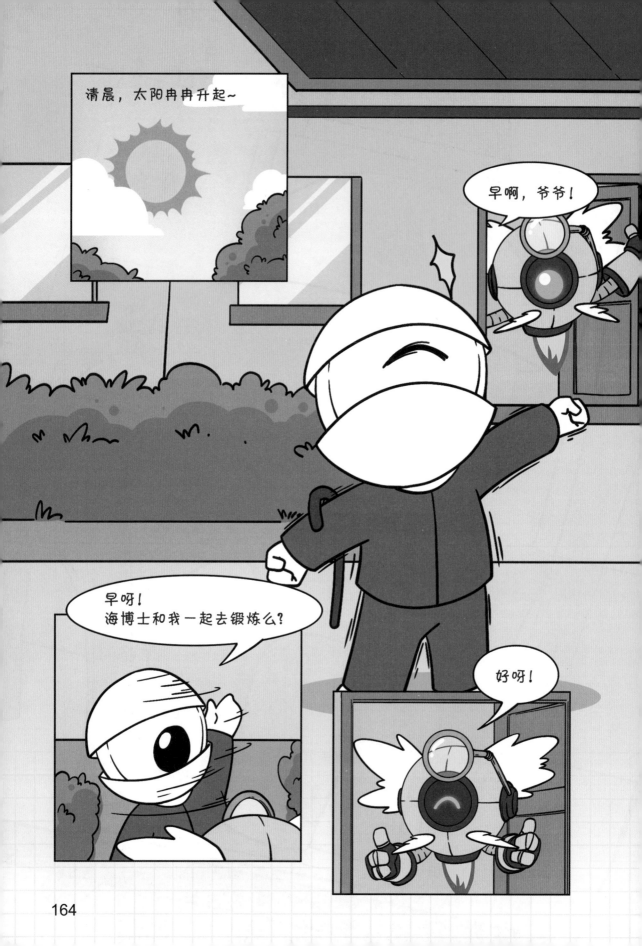

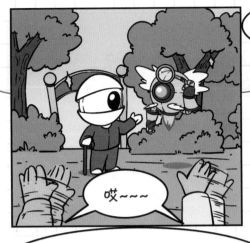

哎~~~

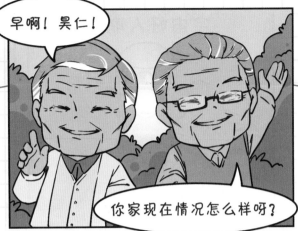

早啊！吴仁！

你家现在情况怎么样呀？

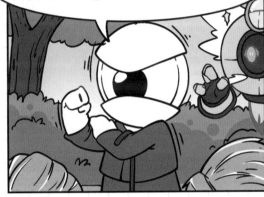

我家孩子们现在一个个身怀绝技！天天打小怪兽！

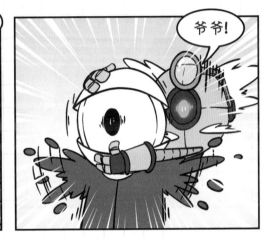

爷爷！

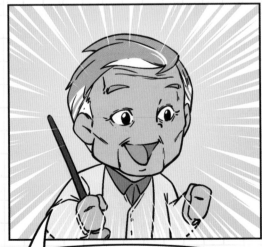

真的么？小怪兽在哪儿，我也要打！

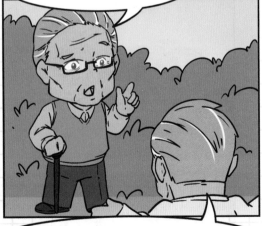

阿宇，别瞎凑热闹！

什么瞎凑热闹，别忘了我们可是——

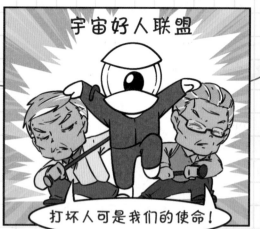

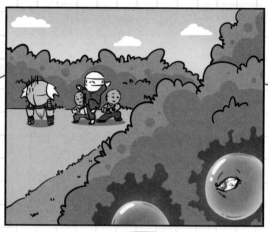

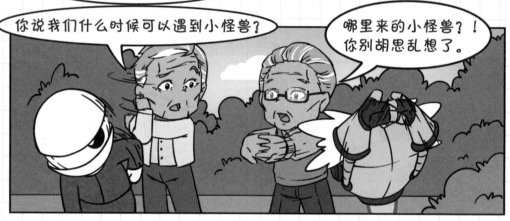

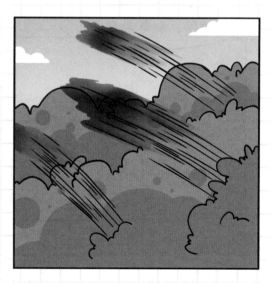

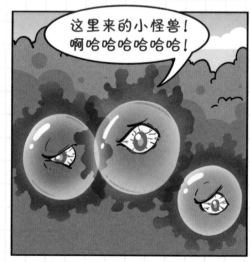

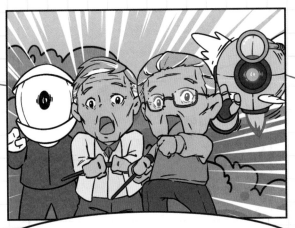

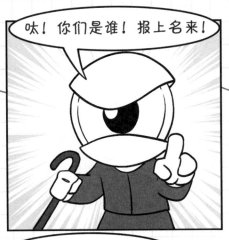

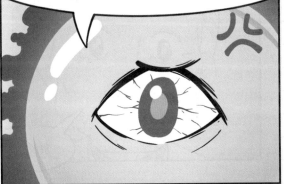

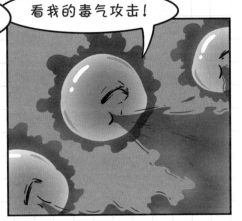

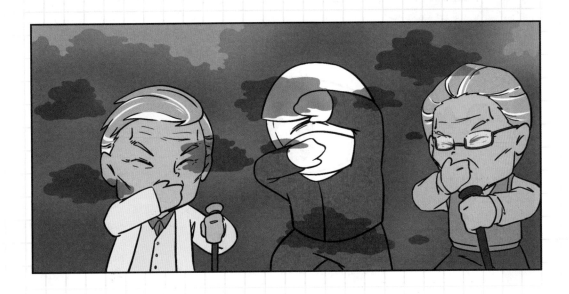

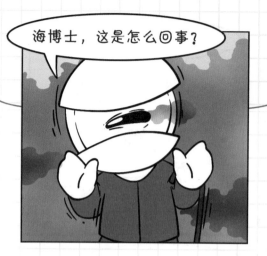

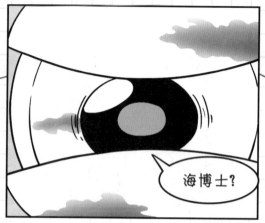

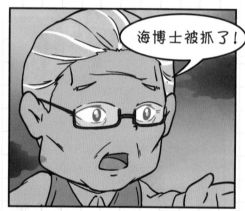

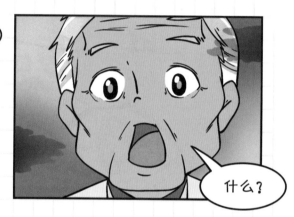

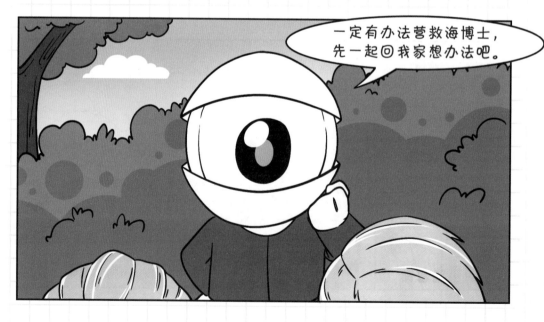

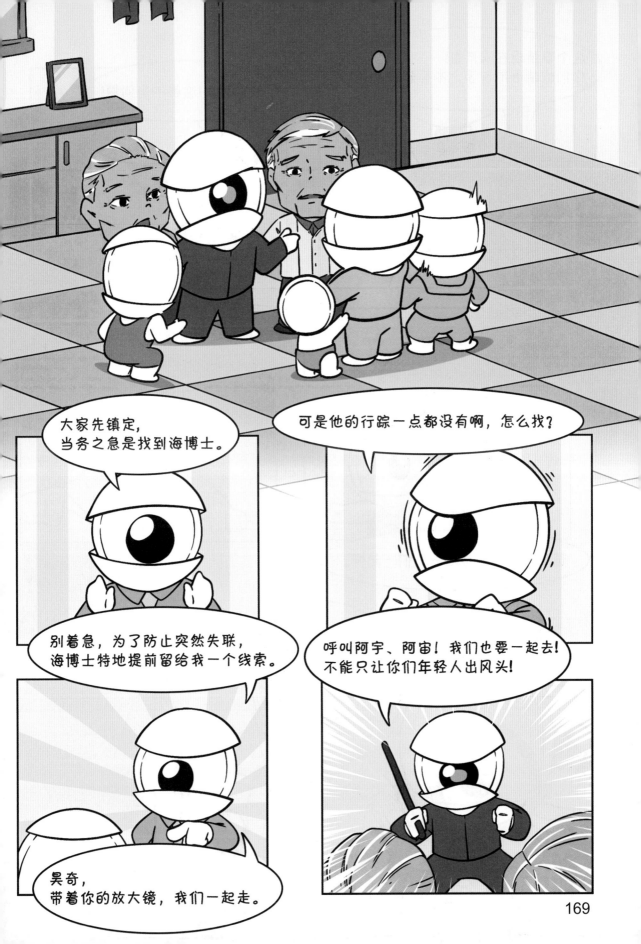

169

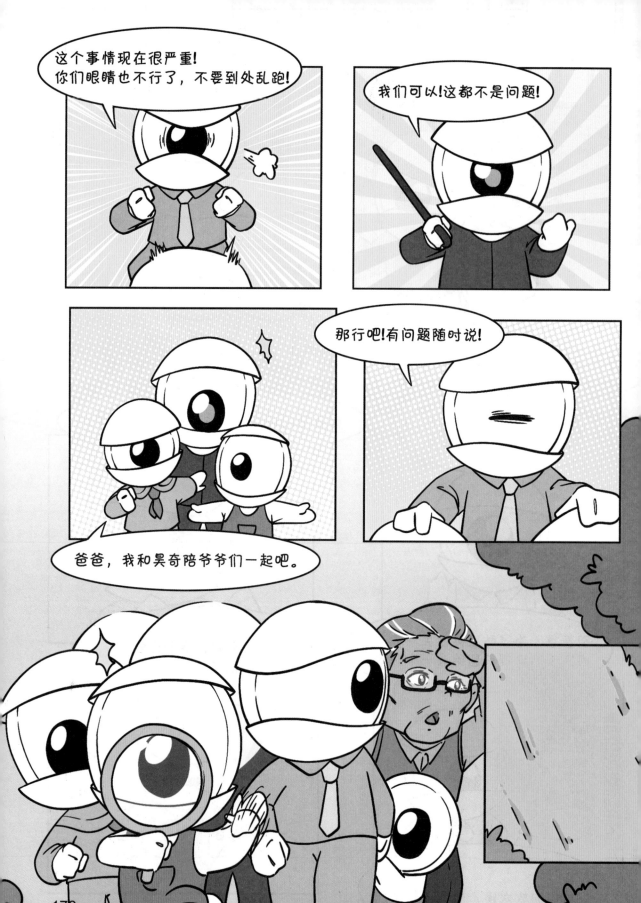

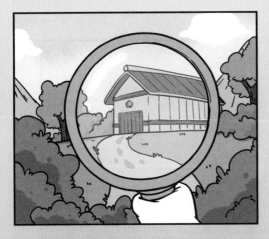

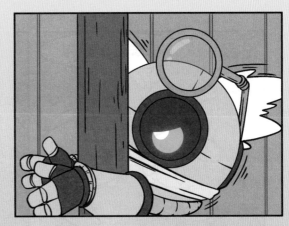

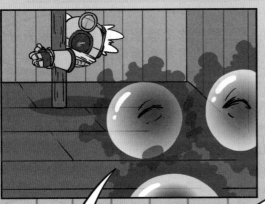

嘿嘿嘿

既然现在抓到了海博士，我们要不要顺道一起干掉亮仔家族，这样大王说不定……

果然，突袭才是最强的，之前近视的攻击真的弱爆了！

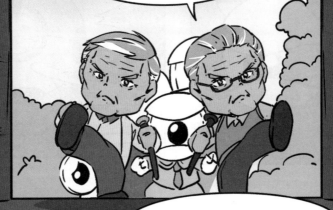

呔！快放了海博士！

没想到你们自己找上门来了！

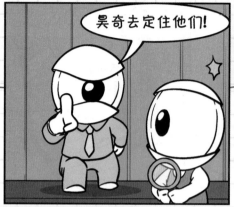

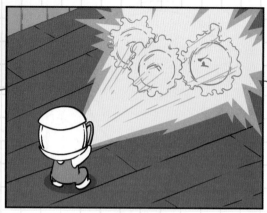

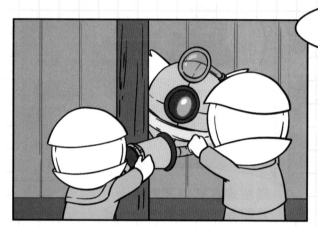

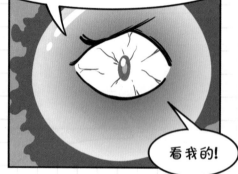

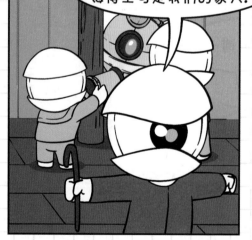

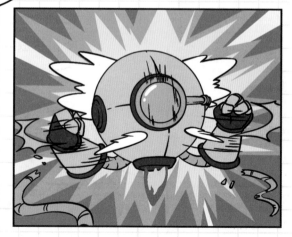

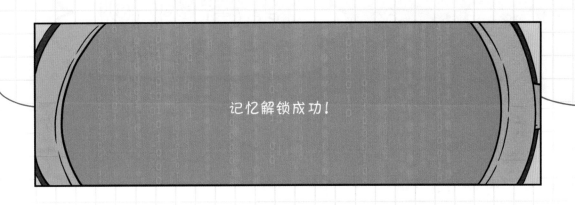

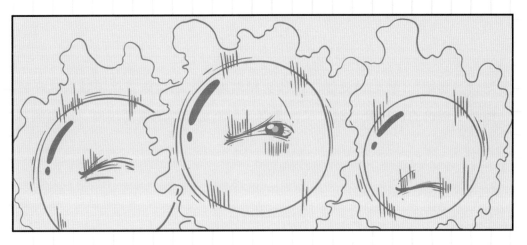

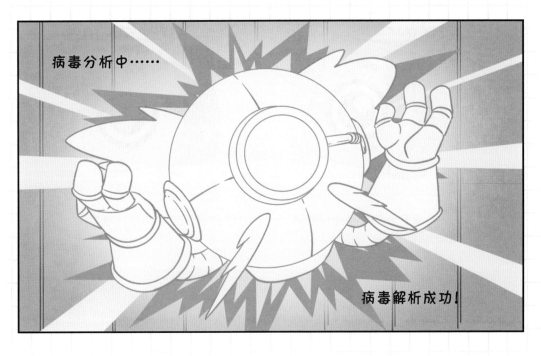

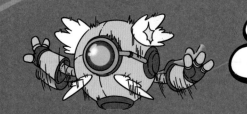

科普时间
白茫世界初探索

时间魔法——白内障

　　想要对付"毒眼"，我们首先要了解什么是白内障。白内障就是眼睛的晶状体开始变得混浊，相当于相机的镜头变"脏"了，使得人们无法清楚地看到东西，严重的甚至会导致失明。

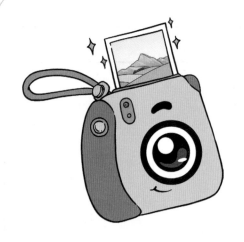

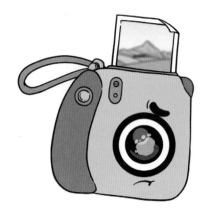

干净的镜头可以拍出清晰的照片　　　　　　　脏的镜头无法拍出清晰的照片

还记得前面说过的吗，晶状体对我们看远看近的功能十分重要。在看远的时候，睫状肌放松，此时悬韧带就像一根根绷紧的绳子一样，将晶状体拉薄（变扁平），晶状体就像变薄了的凸透镜，可以看得更远；在看近的时候，睫状肌紧张，此时悬韧带就像放松的绳子一样，对晶状体的作用减小，晶状体就增厚，变成了较厚的凸透镜，就会看得更近。

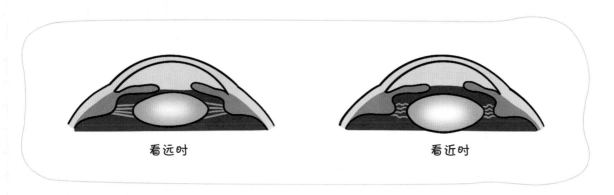

看远时　　　　　　　　　　　　看近时

白内障是如何发生的

大多数时候，随着年龄增长，"晶状体"老化可诱发白内障。所以白内障多见于50岁以上的成年人。

还有一些白内障与晶状体发育异常（例如先天性白内障，小朋友也可能得白内障哦）、代谢性疾病（糖尿病性白内障）、药物（皮质类固醇性白内障，与长期口服或滴用糖皮质激素药物有关）、外伤（外伤性白内障）、眼部其他疾病（并发性白内障，与葡萄膜炎、视网膜脱离、高度近视等有关）等因素有关。

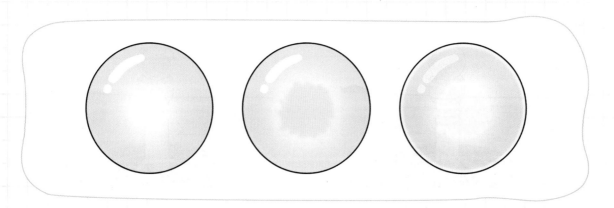

得了白内障是什么感受

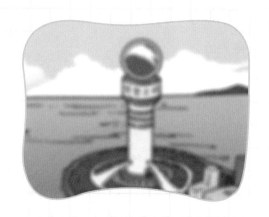

1. 视力下降

视觉清晰度降低,总是觉得眼前有朦胧感、雾蒙蒙感,无法清楚看到周围的事物。

2. 对比敏感度下降

看事物颜色变淡,比如在电影院开着灯看电影会觉得画面不清楚,识别物体的能力下降。

a. 正常的对比敏感度

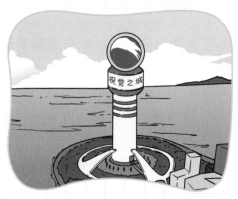

b. 对比敏感较图 a 增加了 0.15 log（+41%）

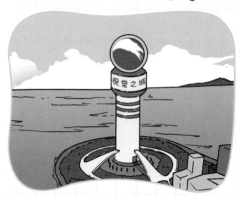

c. 对比敏感较图 a 降低了 0.15 log（-29%）

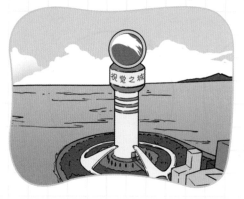

d. 对比敏感较图 a 降低了 0.3 log（-50%）

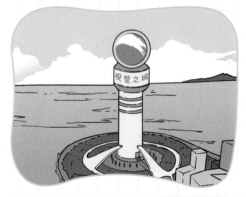

3. 屈光改变

晶状体厚度及密度增加，会导致晶状体屈光力增强，相当于将凸透镜（放大镜）放在眼前，产生近视；而晶状体内部混浊程度不一致，还会产生晶状体性散光。

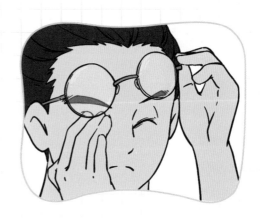

4. 重影

由于晶状体混浊导致各部分屈光力不同，视物出现重影。

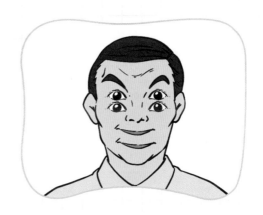

5. 眩光

由于晶状体混浊导致光线出现散射，看灯出现光环或者光晕。

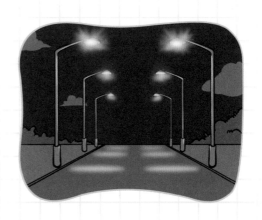

6. 色觉改变

混浊的晶状体对于蓝光端的光线吸收增强，可导致患者感觉世界仿佛加了古朴的滤镜而偏黄。

正常视觉 白内障

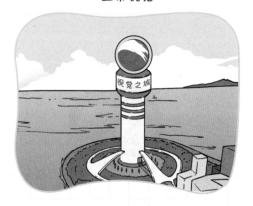
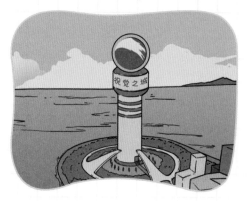

7. 视野缺损

视物出现"看不全"的感觉，就像电视机画面被故意遮挡住一部分。

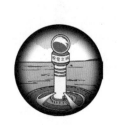
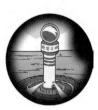
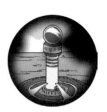
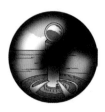
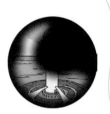

白内障手术——逆转时间的魔法

在白内障早期阶段，视力影响不大的时候，可以通过调整眼镜度数满足生活和工作学习需求。

近视镜

老花镜

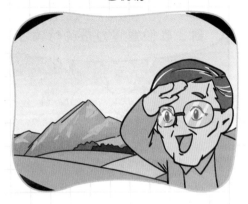

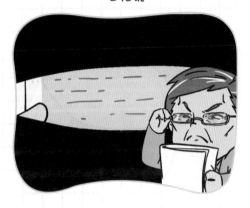

但是在白内障成熟阶段，手术是目前公认的唯一成熟的有效治疗方法。

过去人们认为白内障要"熟"了以后才需要手术，但是随着科技发展，现在只要存在影响生活的视力下降，就可以考虑进行手术，不仅可以及早享受清晰世界，也能降低手术难度，减少并发症，提高术后效果。

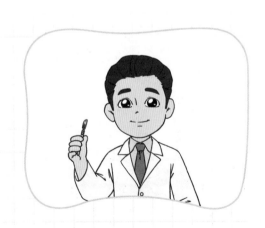

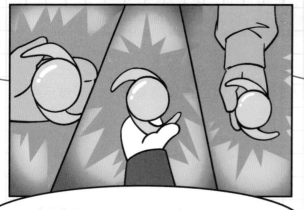

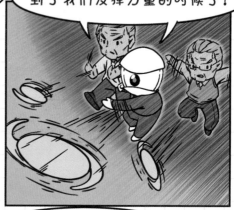

宇宙好人联盟的武器为人工晶状体
（用于白内障手术）

啊哈哈哈哈，没想到我们居然也有武器！

到了我们发挥力量的时候了！

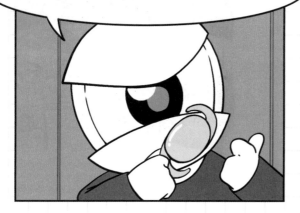

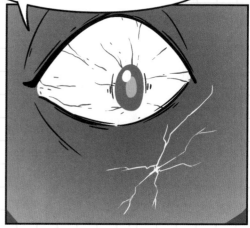

什么！！不可能！！！
啊啊啊啊啊！

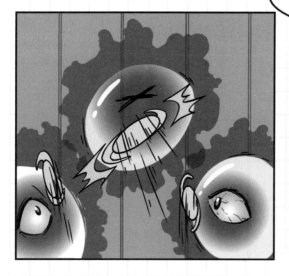

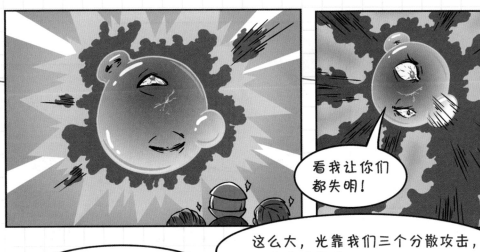
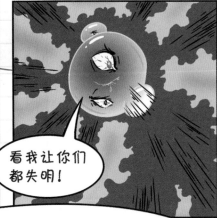

看我让你们
都失明！

这么大，光靠我们三个分散攻击，
无法击败他的！

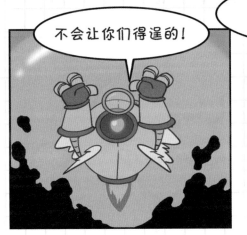

不会让你们得逞的！

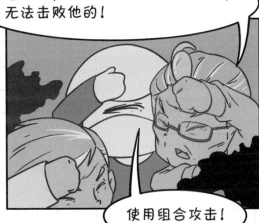

使用组合攻击！

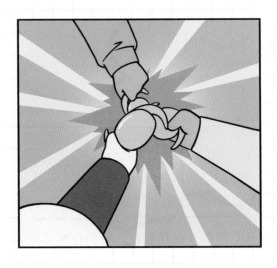
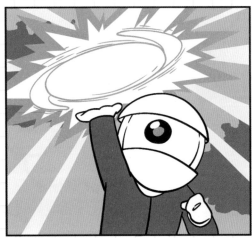

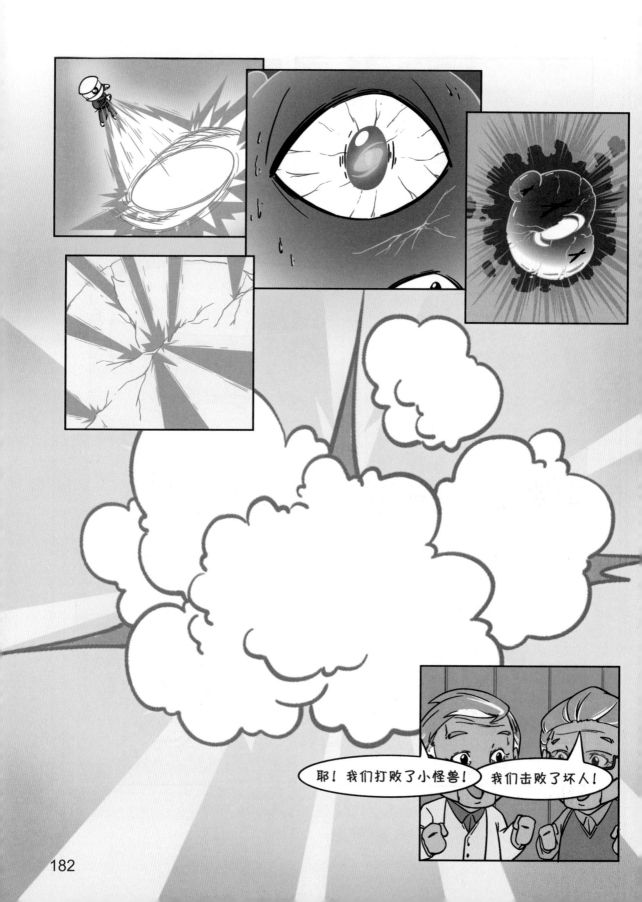

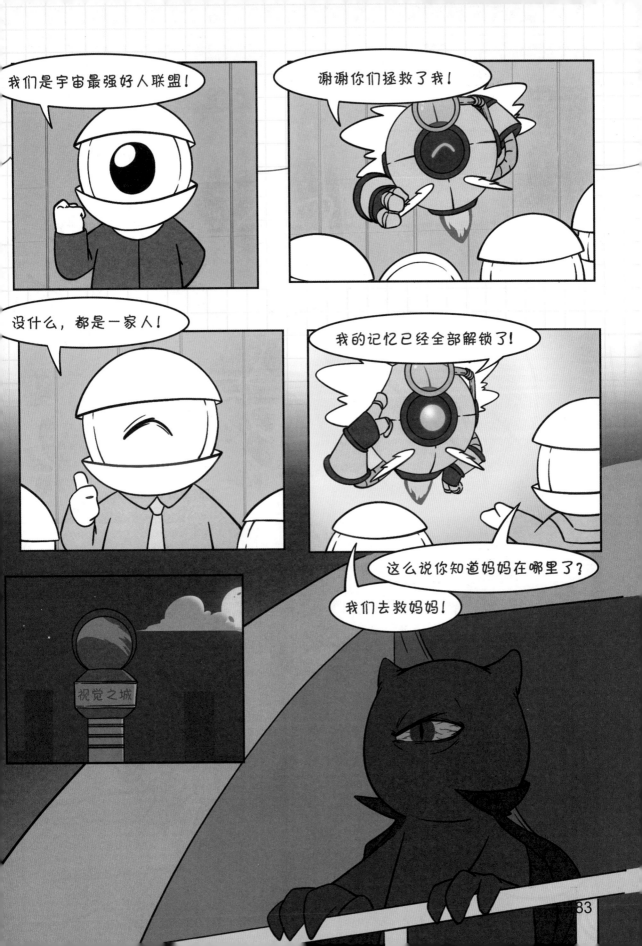

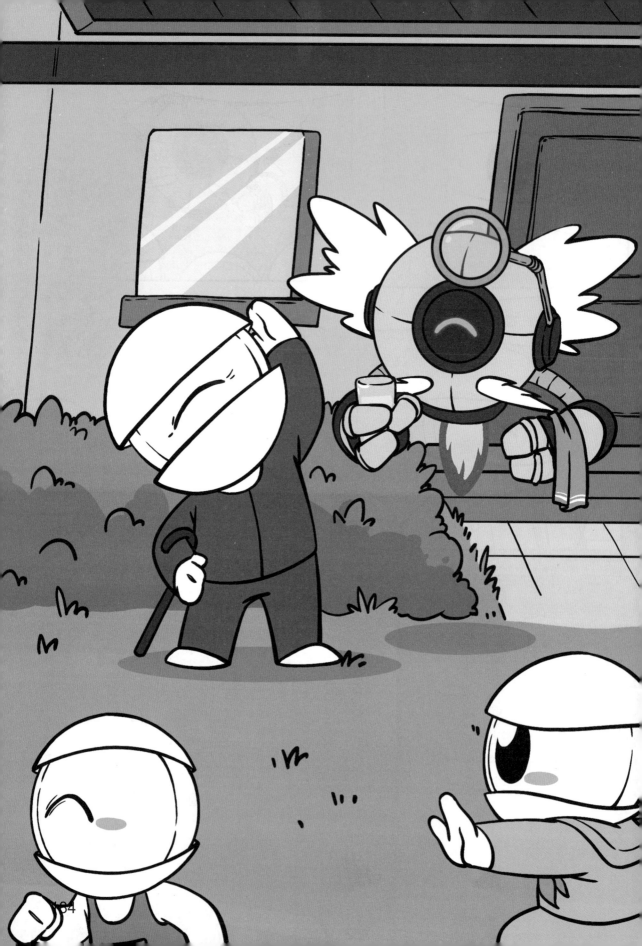

专家点评——孙兴怀教授

　　"毒眼"看着一个个诡计都被攻克，气得"冒烟"了，他的新目标就瞄准了亮仔家族的爷爷昊仁。爷爷是个老顽童，也乐呵呵地要同大家一起打"毒眼"小怪兽。海博士被"毒眼"抓走了，全家一起出动去搜寻解救海博士，这时"毒眼"发起了白内障来攻击昊仁爷爷。被救的海博士针对白内障这个"病毒"进行了解析，普及了与时间魔法有关的晶状体老化、白内障形成的机制等知识，还补充了手术治疗人工晶体替换的最新发展。做足功课后，亮仔家族又一次打败了白内障"病毒"的围困，爷爷顺利回到了清晰的世界。

　　白内障是随着年龄增长，眼睛内部的晶状体（相当于照相机的镜头）发生的老化改变。现在的医学科技发展能够制造出人工晶状体来替代有病变的晶状体，帮助眼睛恢复失去的视力。白内障手术复明的前提是眼睛的视网膜、视神经要正常。高度近视的眼睛视网膜、视神经容易出现病变，那样的话即便是做了白内障手术，换了人工晶状体，也无法使眼睛恢复满意的视力。所以说，我们要爱护眼睛，不要近视，如果已经近视了，也要尽量采取措施阻止近视朝向高度近视发展，这点也很重要！

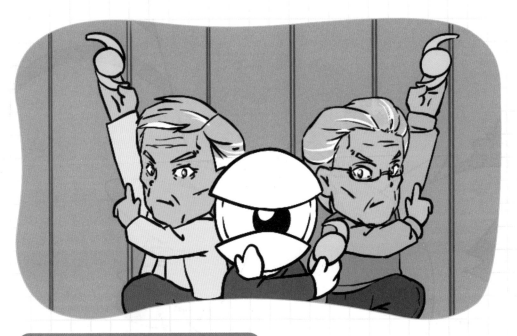

🌙 漫画看累啦，可以休息一会儿

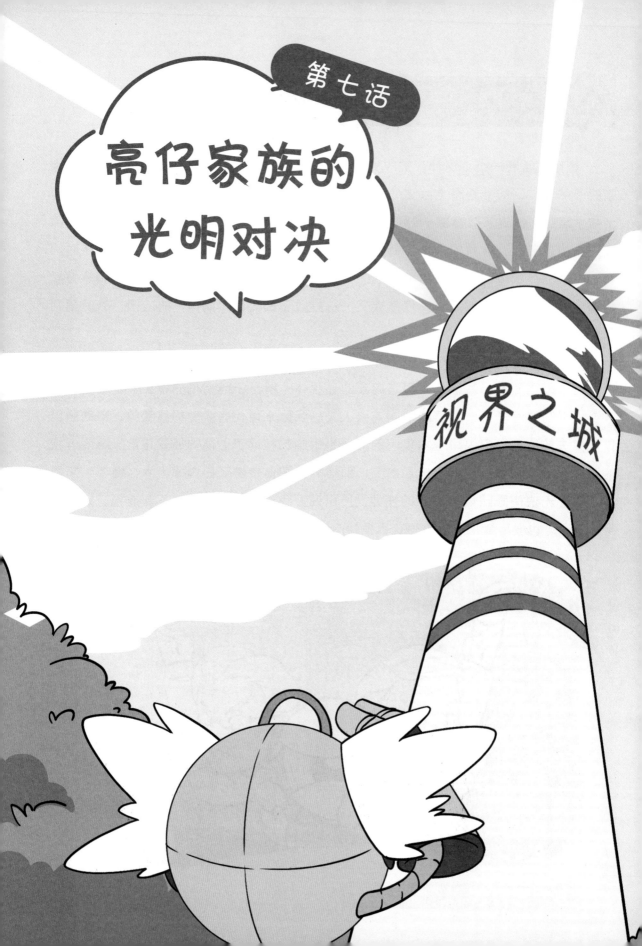

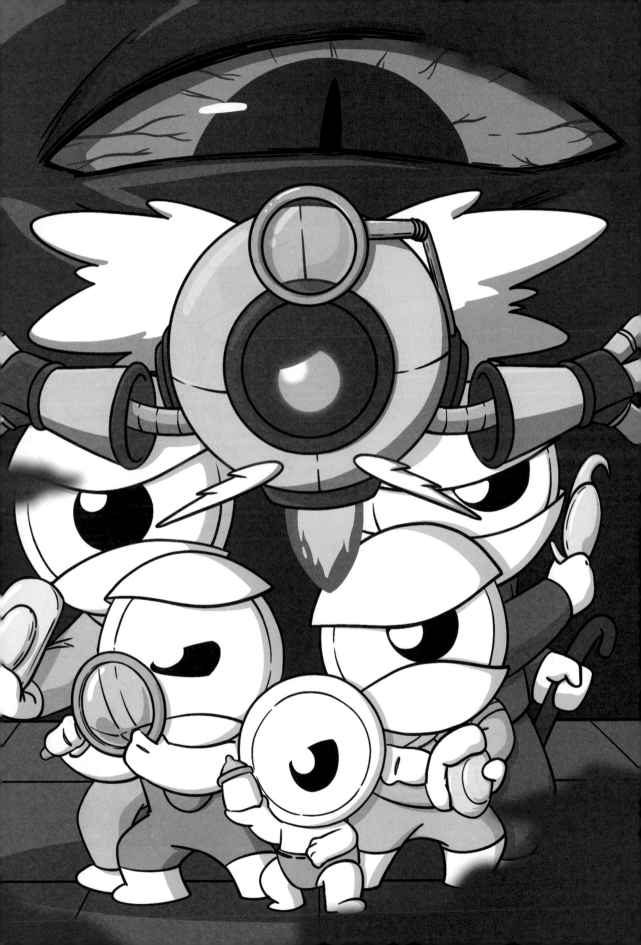

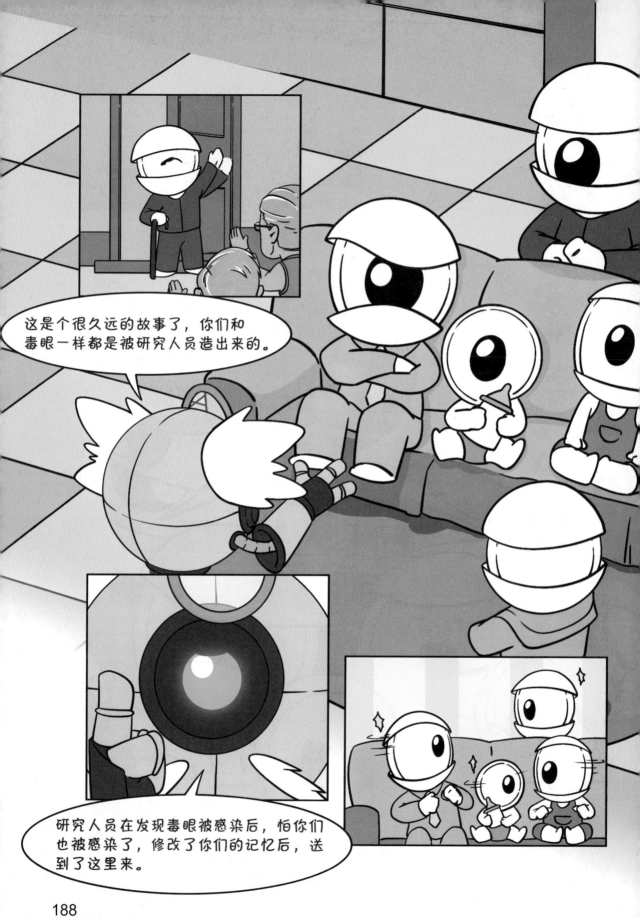

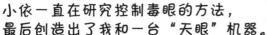

小依一直在研究控制毒眼的方法，最后创造出了我和一台"天眼"机器。

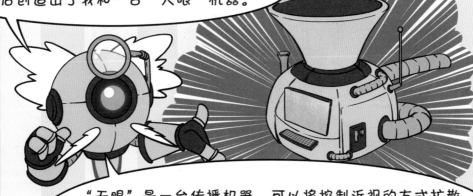

"天眼"是一台传播机器，可以将控制近视的方式扩散给所有人。毒眼正是想利用这台机器扩大他的能量，来控制世界，所以他抓走了小依。

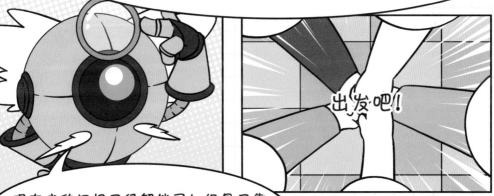

出发吧！

现在我的记忆已经解锁了！但是只靠我自己无法击败毒眼，需要借助你们的力量！你们愿意和我一同前往么？

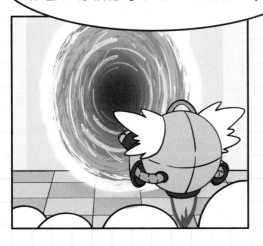

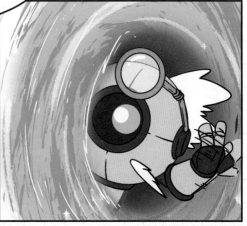

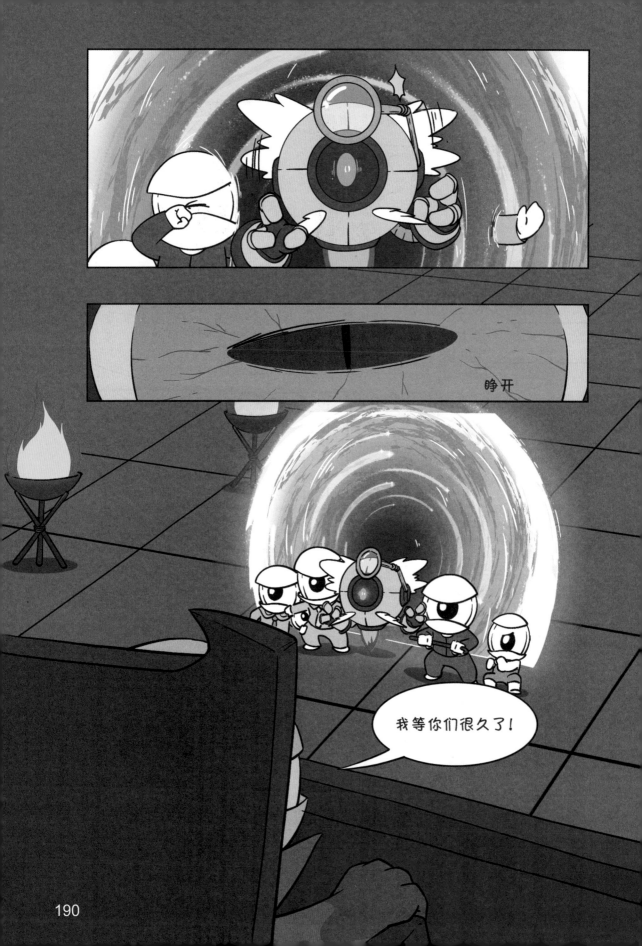

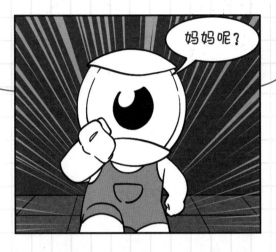

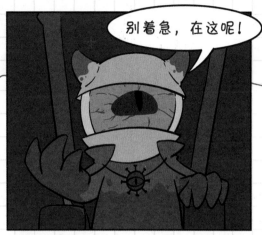

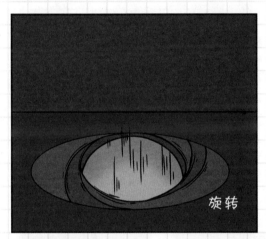

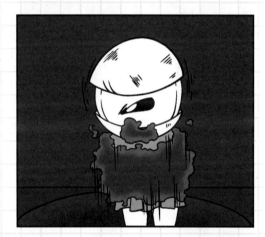

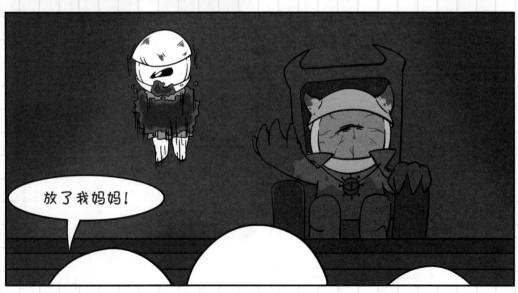

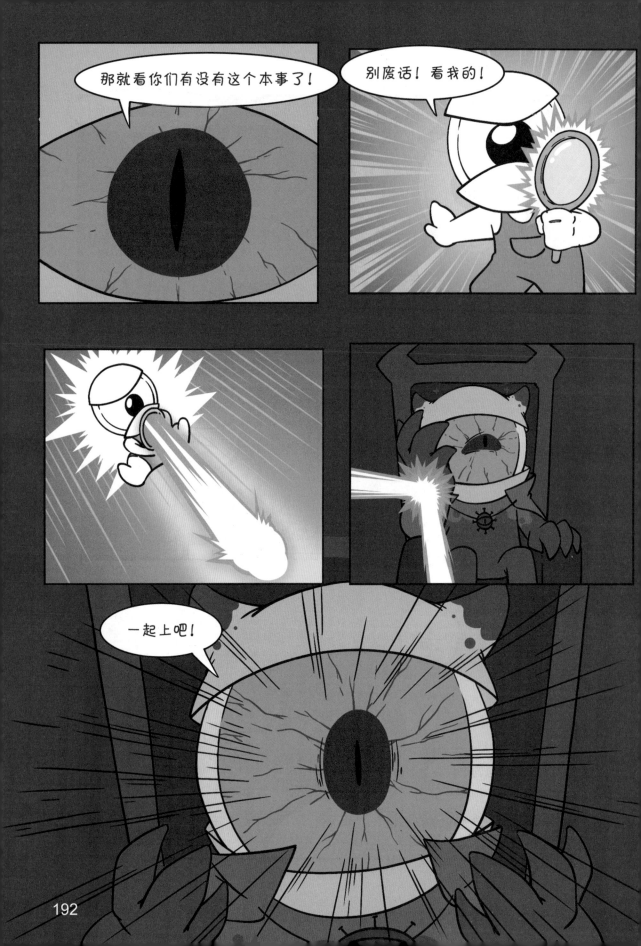

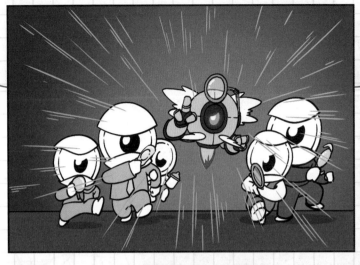

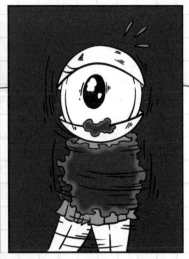

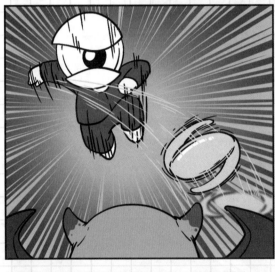

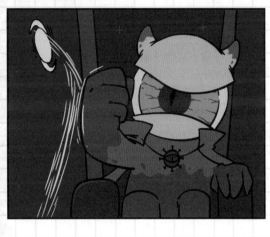

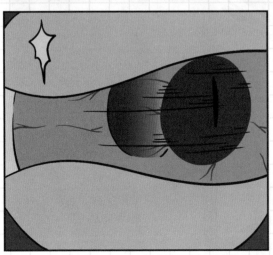

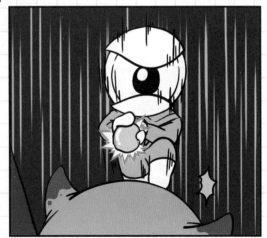

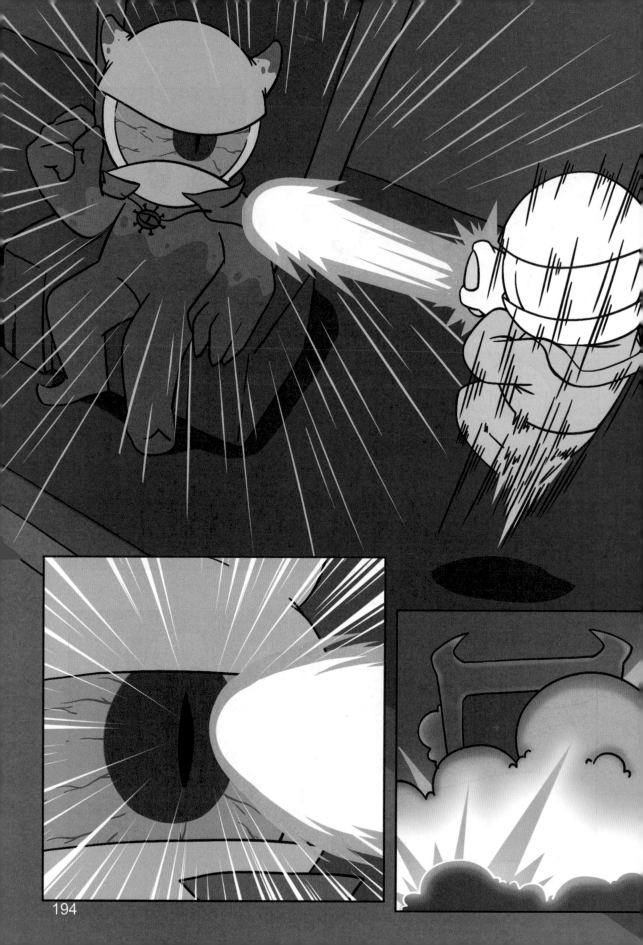

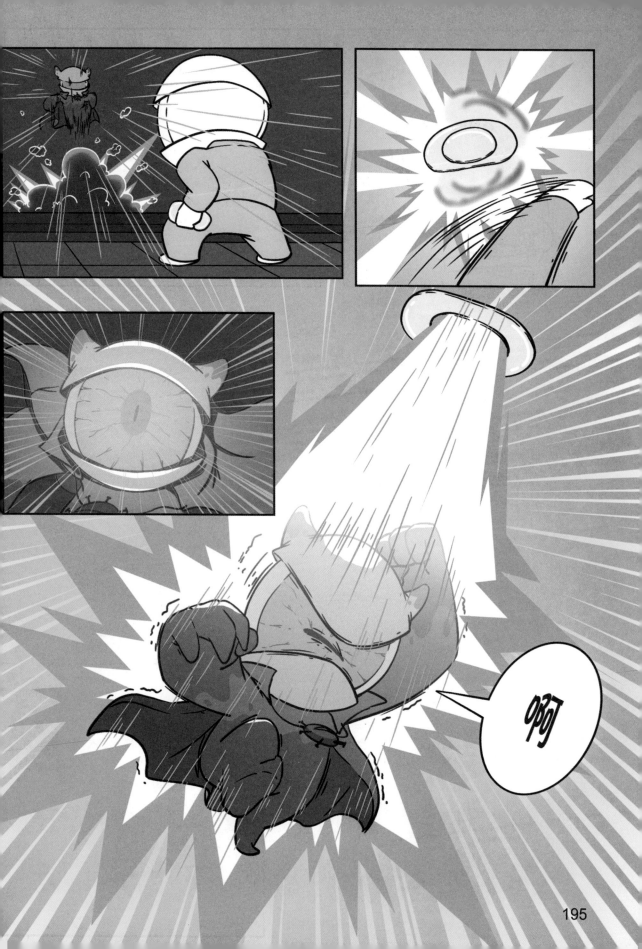

195

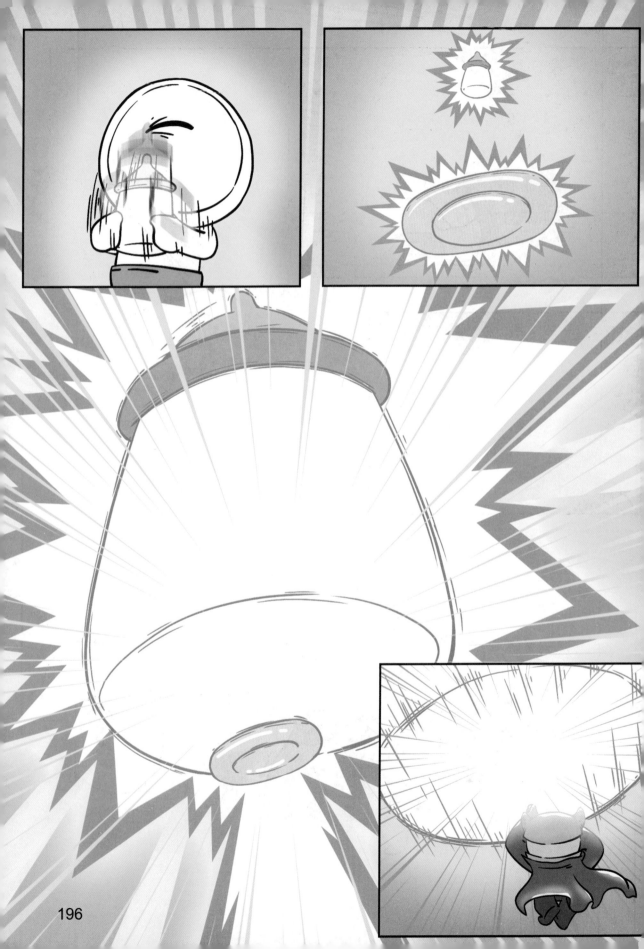

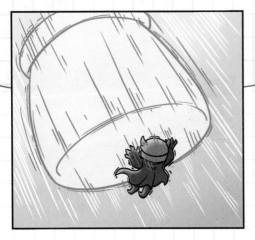

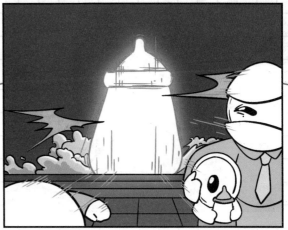

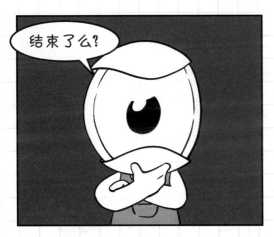

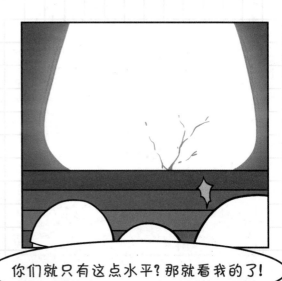

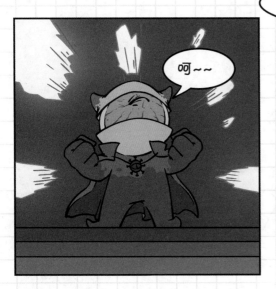

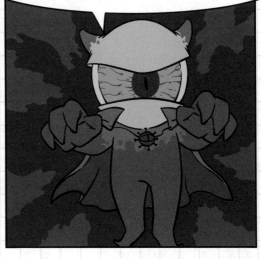

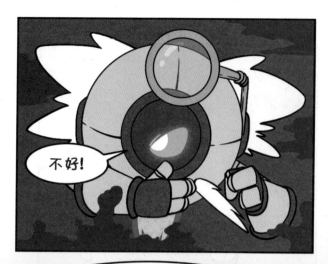

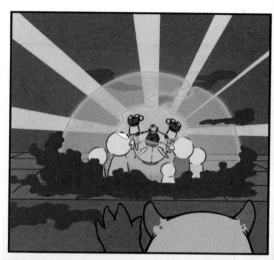

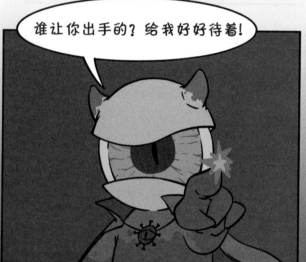

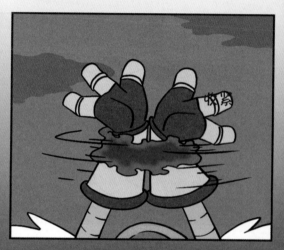

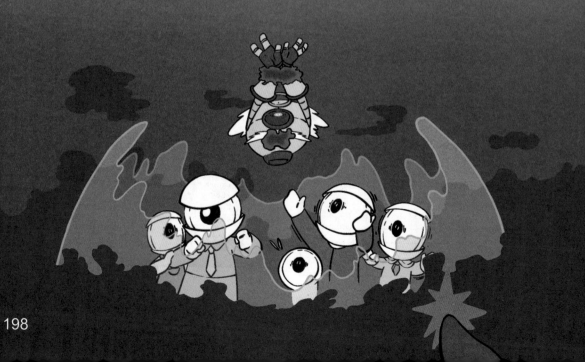

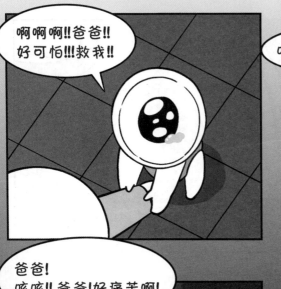

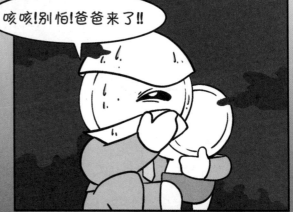

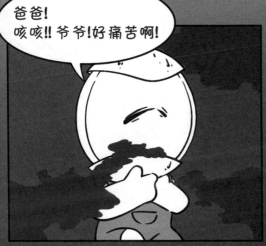

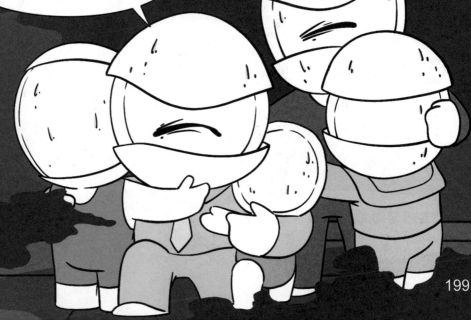

199

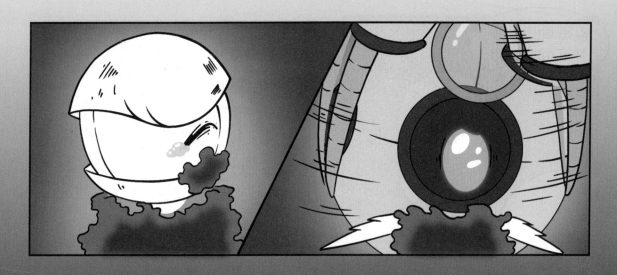

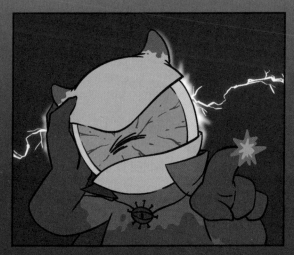

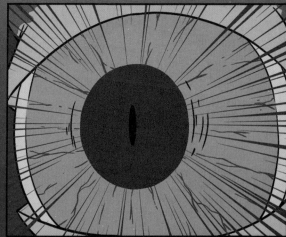

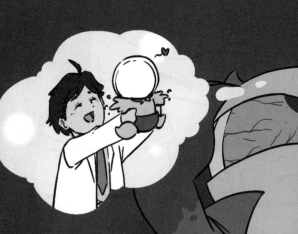

毒眼想起被"病毒"感染前的快乐时光……

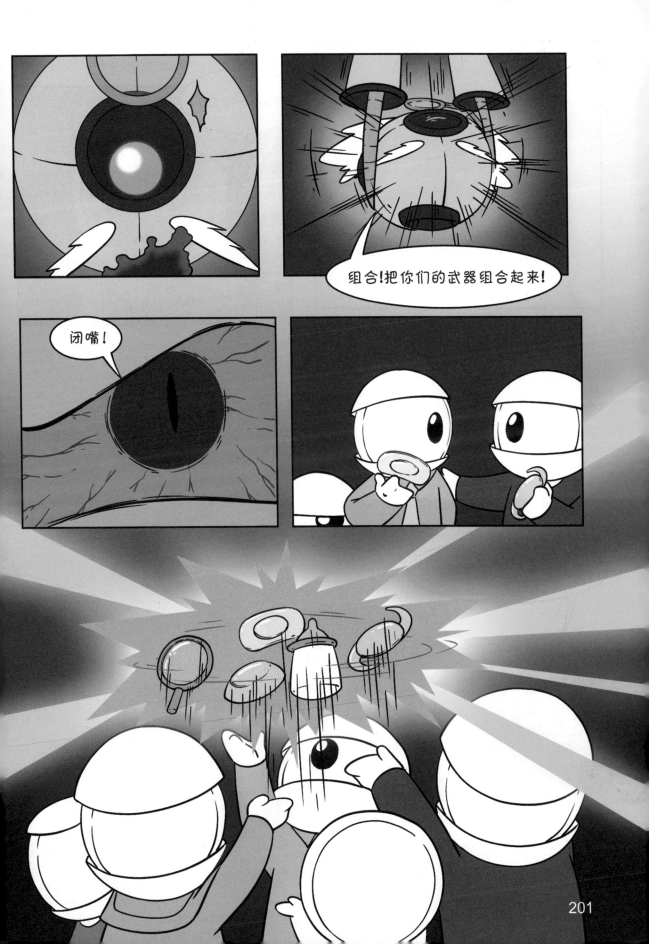

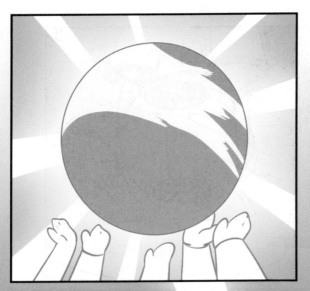
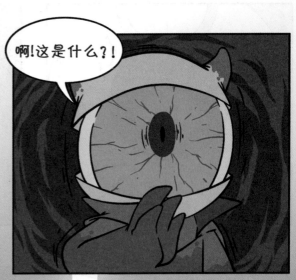
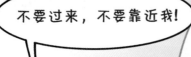
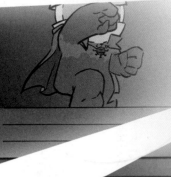

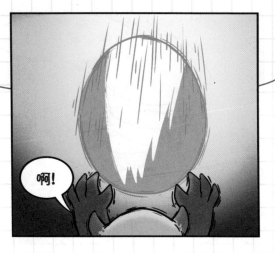

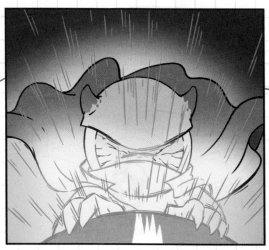

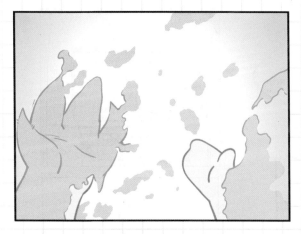

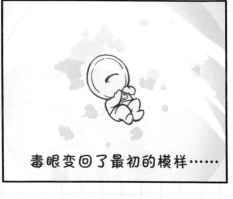

毒眼变回了最初的模样……

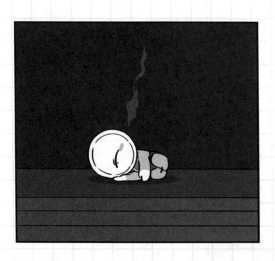

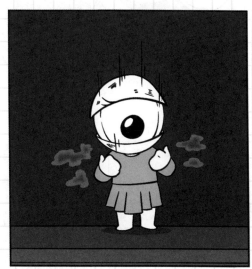

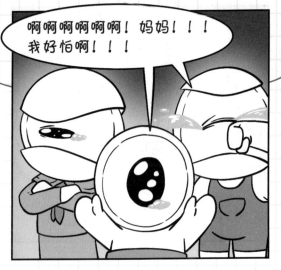

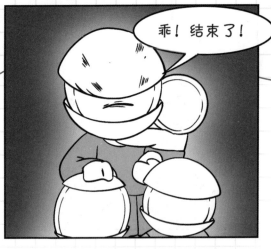

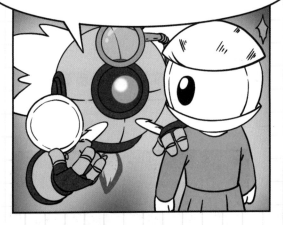

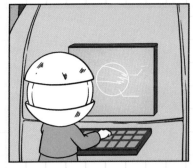

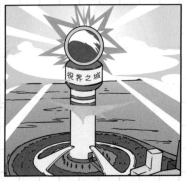

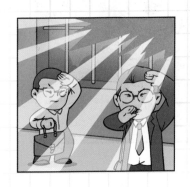

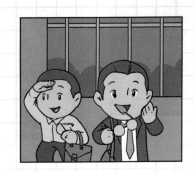

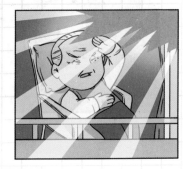

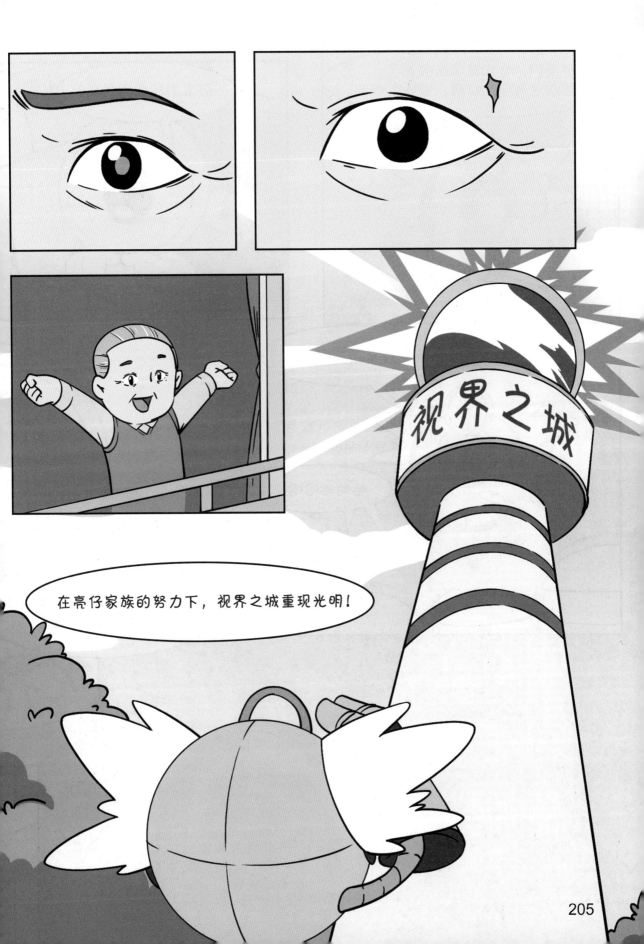

在亮仔家族的努力下，视界之城重现光明！

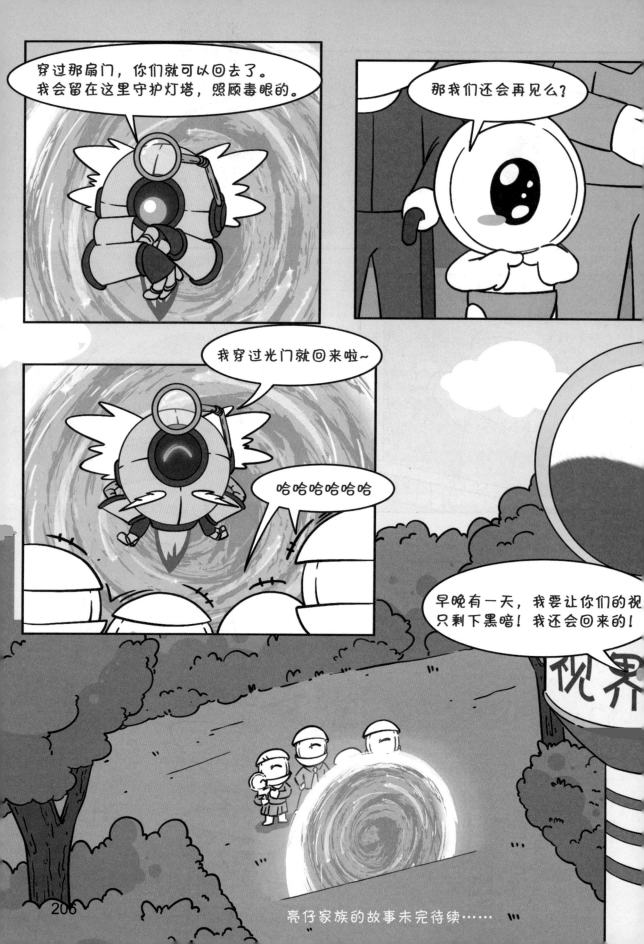

在一次又一次战胜"毒眼"的侵犯后，解锁了记忆的海博士讲起了久远的故事。原来，亮仔家族的妈妈小依一直在研究控制"毒眼"的方法，最后创造出了海博士和一台"天眼"机器，这是一台可将控制近视的方法教给大家的传播机。"毒眼"正是想利用这台机器来传播他的"病毒"，控制全世界，所以抓走了小依。亮仔家族和海博士齐心协力，战胜了"毒眼"的重重阻挡，救出了小依。随后，他们打开"天眼"，一起奔赴被"病毒"感染了的人类战场。

全世界的科学家和医学家都在努力攻克各种眼睛疾病对视力的伤害，当然也包括近视眼。小朋友们的身体正处于生长发育期，容易受到各种外部因素的影响，眼睛也一样。这就要求大家认真对待护眼问题，学会科学合理用眼，避免一切不良的用眼习惯，保持和维护好眼睛的健康，一辈子都拥有一双明亮的眼睛！

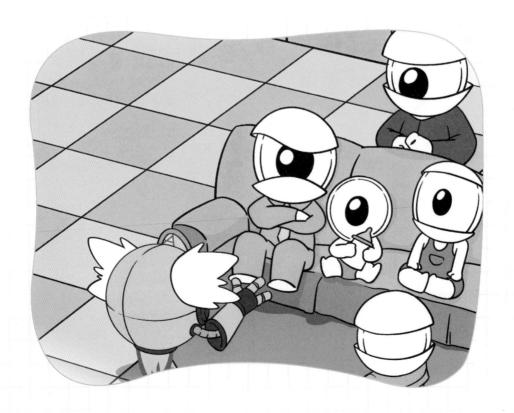

图书在版编目（CIP）数据

亮仔护眼队：全面反击 / 戴肇星，梅颖主编. --
上海：上海科学技术出版社，2024.6
ISBN 978-7-5478-6630-6

Ⅰ. ①亮… Ⅱ. ①戴… ②梅… Ⅲ. ①眼—保健—儿
童读物 Ⅳ. ①R77-49

中国国家版本馆CIP数据核字(2024)第088680号

亮仔护眼队：全面反击

名誉主编　孙兴怀

主　　编　戴肇星　梅　颖

绘　　画　沈家兴　黄　鑫

上海世纪出版（集团）有限公司
上海科学技术出版社　　出版、发行
（上海市闵行区号景路 159 弄 A 座 9F-10F）
邮政编码 201101　www.sstp.cn
上海盛通时代印刷有限公司印刷
开本 787×1092　1/16　印张 13
字数：150 千字
2024 年 6 月第 1 版　2024 年 6 月第 1 次印刷
ISBN 978-7-5478-6630-6/R·3009
定价：66.00 元